古典のなかの〈治療世界〉

〈癒〉へのインサイド・アウト

角屋明彦 著

白帝社

刊行への祝辞

　1983 年 4 月、当時私が在職していた東京大学教養学部に、大学院総合文化研究科が創設された。その翌年の 1984 年にこの研究科の地域文化研究専攻課程に 1 人の学生が入学して来た。大学院で中国の伝統医学を研究したいという志をもつその学生の名は角屋明彦君、教養学部の後期課程である教養学科アジア分科の卒業生である。彼は学部在学中から中国古来の医学に強い関心をもち、「経絡」の研究をテーマとする卒業論文を提出した。私は中国に関する領域を専門とする教官として、この卒業論文の審査に当たった。そして、彼が大学院に入学することになった時に、いったい誰が角屋君の指導教官になるか、という相談に、アジア・中国関係の領域を専攻する同僚の数名の教官と共にあずかることとなった。中国の伝統医学を大学院で指導できる者などは誰もいない中で、中国の古典文献を扱う上で指導できるのではないか、という理由から、結局中国古典小説研究を専門とする私が角屋君の指導教官を引受けるはめに陥ってしまった。私はそれなりに中国の古典を研究課題として取組んできてはいたものの、こと中国医学に関しては、『黄帝内経素問』とか華佗などという誰でも知っている書名や人名を知っているに過ぎない程度のズブの素人であったから、極めて心細い、かつ無責任な指導教官が誕生した次第であった。角屋君は、ほとんど独学で研究者の道を開拓して歩き続けた。彼が書いたものや、その論文に関わる中国の古典的医学書の、そのほんの断片に眼を通したりはしたものの、角屋君を本格

的な中国古典医学の専門的研究者に育てることについては、到底力の及ばぬところであった。角屋君としては、最初からそのようなことは覚悟の上での研究者の道への取組みであったとは思うが。修士論文「病と文化」を提出して修士の学位を取得した角屋君は、その後大学院博士課程に進み、2年次に中国北京の中医学院（現在の北京中医薬大学）に留学を果した。恐らく、中国古典医学の研究を志した角屋君が、きちんとした基礎的な教育を受け、専門的な知識の習得に関する手ほどきを修得したのは、この留学体験が最初で最後とも言うべき貴重な留学体験だったのだと思われる。

　帰国後、しばらく大学院に籍を置いた後、彼は大学を離れた。当然そこには生活の問題が生じる。しかし、現在の日本をざっと見渡しても、国立・私立を問わず、一般的な大学に、中国の古典医学に関する講座を置いている所などは無いし、この領域に関する専門家を専任教師として迎え入れる可能性も皆無に等しかった。端的に言えば、角屋君が一人前の研究者として生きて行けるような道を、指導教官としてお世話することは絶望的に困難なことであった。何とかしてやりたいと思いながら、どうにもできないでいる指導教官をよそ眼に、角屋君はこの方面でも独立独歩の道を歩み続けた。大学の非常勤講師・予備校の講師等々、いずれもしっかりした経済的基盤をなすとは言い難い職に従事し続けながら長い年月が流れた、その間、角屋君はほとんど途切れることなく、中国古典医学に関する研究を続け、ひとつのテーマがまとまると、それを論文にまとめて大学の紀要などに発表し続けてきた。そのほとんどすべてを、彼は元指導教官である私のもとに

送ってきた。相変わらずそれらを読んでも、簡単には理解しきれず、的確な感想や指示を与えることもできない私であったが、彼が過酷な生活環境の中で研究を続けている、そのひたすらな情熱にはいつも心を打たれ、敬意を表していた。

　ここでひとつ言っておきたいことは、角屋君は極めて真摯な研究者であるが、それだけではなく、立派な教育者である、ということである。たしかに、予備校での教師生活は、言わば「生きんが為」に生活の手段であったかもしれない。しかし彼は、決してこの道を「しかた無しに」歩いていたのではなく、教育の対象となる者に深い愛情をもって、全身全霊を捧げて教師活動に情熱を捧げてきたと私は見ている。東京大学の卒業者としては、「教育者」としての資質を備えた稀有の存在であるとさえ思われる。それだからこそ、角屋君は、はたから見て一見極めて恵まれぬ研究生活を送ることを余儀なくさせられながら、長年にわたって挫けることなく進んでこられたのだと思う。

　今回、角屋君がこれまで書き溜めてきた多くの論文をまとめて、1冊の著書として世に出される機会を得たと聞き、心から喜びを感じると同時に、今日までの彼のはかり知れない努力に対して心から敬意を表したい。また、この一書にまとめられた彼の研究成果は、そのほとんどが彼の独学、孤独な研究生活の成果だと思う。しかし恐らく、これまで発表し続けてきた論文などについて、断片的にせよ何人かの先達や先輩専門家からの貴重な教示や指摘を受ける機会があったと思う。至らぬ不肖の元指導教官として、角屋君と共に改めて厚く御礼申し上げたい。

　角屋君が駒場のキャンパスで学んでいた当時、空いた時間を見

ては、彼が当時習得していた中国医学の原理に基く指圧の「実験台」として心身共に心地良い一時を頂戴していたことを懐かしく思い出す。何はともあれ、角屋君本当におめでとう。今後のご発展を祈ります。

2016年5月5日
東京大学・明海大学名誉教授・元指導教官
竹田　晃

序文

　鍼灸の古典とは主に古代中国で書かれた医学書や哲学書であり、『史記』などの歴史書にも、医学に関する記述があります。それら鍼灸古典のなかから名医たちの〈治療世界〉を読み取ってゆこうという斬新な切り口で、本書は書かれています。

　角屋先生とは旧知の実践女子大学・影山輝國教授を通して数年前に知り合いました。そして角屋先生にはご専門の漢文講読や中国の歴史について鍼灸専門学校で講師をお願いしています。また、経絡治療学会でも古典講座を担当していただいています。しかし、現今の鍼灸専門学校は、はり師・きゅう師の国家資格を取得することが主要目的であり、東洋医学の基礎である中国哲学や鍼灸の歴史の学習は比重が極めて軽くなってしまっています。また鍼灸専門学校の前段階である高校でも、一般的に見て、漢文を勉強することが少なく、鍼灸専門学校に進学する生徒のほとんどは漢文の原文を読解できないのが現状です。

　角屋先生の古典読解は、従来のように『黄帝内経』などを精読するのみでなく、扁鵲や華佗などの名医の事績を医学書、哲学書、歴史書、さらには文学書などのさまざまな古典を駆使して、その〈治療世界〉の特徴を生徒と一緒に探ろうとするもので、これまでにはなかった独創的なものです。そのため角屋先生の授業は鍼灸専門学校の生徒にとても人気があります。

　広くは東洋医学、狭くは中国医学、それは単なる医学ではなく社会的・文化的な要素を含んだ壮大な人間学であると言えます。

そして近代西洋医学からみると、ある意味で非科学的で人間的な性格があります。また、自然との調和・共生の考えがそもそもの基盤になっています。それだからこそ、古代中国医学の黎明期の名医たちが創った〈治療世界〉を読み解いてゆくことによって東洋医学・中国医学の深遠な人間学の魅力を知ることができ、自然と協調して生きてゆけると私は信じます。

　本書は角屋先生が鍼灸専門学校での教育活動を基にして最近書かれた論文をまとめたものであり、本書自体が鍼灸専門学校で学ぶ生徒への励ましでもあります。そして、東洋医学・中国医学を志す人、広く中国文化を知ろうとする人、病いを通して何かを見つめてゆこうとする人に対しても貴重なメッセージでもあります。是非とも多くのかたに本書を読んでいただきたいと心から願います。

経絡治療学会・会長
岡田明三

序文

〈関係〉

 著者・角屋明彦さんと私・平野健一郎は、双方が互いの「師」であると同時に互いの「弟子」でもあるという、入り組んだ師弟関係にあります。角屋さんの明快な記録によれば、角屋さんと私の交流が始まったのは、1978年、角屋さんが東京の、いわゆるエリート国立大学の3年生の時でした。私はその大学で国際関係論を担当する助教授でした。角屋さんはアジア研究を志していたようですが、何か期するところがあって、隣の学科の私の授業にも出席したのです。そうして始まった二人の関係は、普通なら、角屋さんにとって私は「教官」の一人に過ぎず、角屋さんは私の「学生」の一人で終わるはずでした。私は「学生」を「弟子」と呼ぶことはありませんが、その後の角屋さんと私の関係を先取りして表現すれば、この時、私は角屋さんの「師」（教師）になり、角屋さんは私の「弟子」（学生）になったのでした。しかし、それは二人の関係の一面に過ぎないことになります。

 二人の交流はしばらく途切れますが、1982年、角屋さんは同じ大学に戻り、私の前にもう一度姿を現わしました。そして卒業論文を書き、アジア研究の大学院の修士課程の学生になりました。しかも、私にとっては二人の関係が空白だった期間に、郷里の三重で八光流の修行を重ね、指圧を会得して東京に戻ってきたのです。一方、私は教育研究の重圧に喘ぎ、肉体的には高血圧、肩こり、腰痛、そして尿管結石の痛みに苦しむようになっていました。

角屋さんが指圧をやってくれると聞きつけて、ある時、私にも指圧をしてくれるようにと頼んだのです。私の研究室で時々、肩、腰、脚に指圧をしてくれるようになった角屋さんは、私の指圧「師」となり、私は「患者」になったのですが、当時まだ指圧師として学習・成長段階にあったらしい角屋さんは、私にいろいろと講釈しますので、私もいつの間にか学習して、「弟子」になった気分でした。「つぼ」に触れてもらいながら、東洋医学の「経絡」について学び、私の場合は特に「胃経」が肝要であることを教えてもらいました。

私は同時に大学病院に通い、近代西洋医学の治療を受けていました。東洋医学と西洋医学の掛け持ち医療を受けているうちに、そのどちらが私の尿管結石を出すか、という競争になってきました。その競争を大学病院の先生は知りませんでしたが、角屋さんはかなり意識したようでした。1986年1月には、ついに拙宅まで出張指圧に来てくれて、当時八歳の愚息に胃経の圧し方を伝授した上、「お父さんのために指圧を続けるように」コーチしてくれたのです。その甲斐あってか、忘れもしない同年2月9日の夕方、縄跳び七〇〇回の挙句、見事に石が出たのです。なぜその瞬間を記憶しているかといいますと、それは東京マラソンで中山竹通選手が優勝したイカンガーに抜かれた瞬間だった、というおまけもついたからです。

私の結石を出す競争に勝ったのは角屋さん、すなわち東洋医学だったと私は確信しています。角屋さんには、東洋医学と西洋医学がそれぞれの力を出したと考えるべきだと叱られそうですが、「師」の教えを受けた「弟子」である私は、局部への接触を避ける

東洋医学の治療方法に感服し、爾来、全体のシステムのバランスから局部を治癒させるというその理念を信奉しているからです。その年の４月には妻子を伴ってアメリカに一年間の研究留学をすることになっていましたので、石を抱えたまま外国へ行っていたらどうだったでしょうか、私はまさに間一髪で東洋医学に命を救われたのです。こうして、角屋さんと私の間の「師弟関係」は逆転したといえますが、実は、それはからだの治療の面にとどまりません。

〈葛藤〉
　角屋さんが学生で私が教師であったその大学は、創立以来、近代志向・欧米志向の強い大学でした。「ジャパン・アズ・ナンバーワン」がいわれていた1980年代は、とりわけその傾向が強く、学生たちは高級官僚か大企業社員になることしか念頭にないようでした。少なくとも表面的にはそう見えました。なかでも私が教えていた国際関係論の学科の学生たちはスマートでシャープで、効率一点張りで競争に勝ち抜いてきた勝者としてそこにおり、以後も競争に勝ち抜いて行きそうな若者たちでした。そこで教えていた私は、もともと20世紀アジアのなかの日本のこと、日本とアジアの関係の歴史を考えるために、国際関係論も勉強したのですが、アメリカ製の国際関係論という学問に完全には打ち込めないところがありました。そこで、アジア研究にも力を入れました。

　角屋さんは郷里の三重で優秀な成績を挙げ、東京の大学に進学されたのでしょうが、優秀志向が増幅する大学キャンパスの雰囲

気に馴染めないものを感じたのではないかと思われます。同じキャンパスで、若く多感な角屋さんは私以上に激しい葛藤を味わっていたのではないかと思います。上っ面だけの調子のよさ、その下で欧米を否定しようとして否定しきれない欧米崇拝の傾向を察知して、アジアの文化への傾倒を強め始めたのではないかと思います。その角屋さんが、選りによって近代志向・欧米志向がとりわけ強かった国際関係論学科の授業に参加したのはどうしてだったのでしょうか。当時はまだ、最強のライバルと競争してみようという野心があったのかもしれませんが、結果としては、競争相手を、対抗し格闘する対象として見据え始める機会を捉まえたのだと思います。

〈格闘〉

　国際関係論では、国際関係の主体は国家（あるいは国民国家）であるとするのが正統とされます。国家（あるいは国民国家）は近代の産物であり、主役ですから、国際関係論はまさに近代の学問です。しかし、近代（19世紀〜20世紀）のアジアの国際関係の歴史を実際に調べると、それは国家だけが関わる関係ではなく、国家以外のさまざまな主体が関わっていたと考えないと理解できないことが判ってきます。また、国家だけに国際関係をゆだねては、究極の目的である平和に到達しがたいという結論にならざるをえません。かくして、私の国際関係論のなかでの格闘は、近代・欧米との格闘となりました。

　私の場合、皮肉にも、その格闘をアメリカへ出かけて行って始めることになりました。敗戦後の日本で、敗戦に至った日本の近

代を考える道筋の一つがアメリカ留学だったのです。アメリカの大学院で四年間、アジア研究に固執しつつ、国際関係の新しい見方を模索した結果、次に申し上げるように、小ぶりながらも一つの見方を得ることになりました。

　角屋さんの場合、近代・欧米との格闘のために欧米に留学する必要はありませんでした。なぜなら、「日本の近代化の成功」の成果が特に東京にはきらびやかに見られるようになっていましたから。角屋さんが暮らす大学には、アメリカ留学帰りの私を含めて、近代・欧米を謳歌するかに見える教員や学生が溢れていました。しかし、実はその多くの人々が心身の不調を抱え込んでいることを、角屋さんは知っていました。かくして、角屋さんは近代・欧米との格闘を日本において繰り広げることになりました。そして、角屋さんの格闘と私の格闘が絡み合って展開するようになったのです。

〈回答―全体と個の関係にこそ〉
　留学中に始めた模索によって私が得たささやかな発見とは、文化を単位として国際関係を考えるという見方を取って、文化と文化の接触と変容によって国際関係の歴史を理解することができる、というものでした。この考え方を「文化接触論」（あるいは、のちには「文化触変論」）と名づけ、角屋さんにも講義してみました。「文化接触論」という理論を角屋さんに教えたという点で、私は角屋さんの「師」であるということになるわけです。また、文化には優劣がないこと、文化の独自性と多様性などを立論の柱とすることによって、近代・欧米を相対化し、そうすることによっ

て、近代との格闘に一応の回答を出したということになります。

しかし私は、確固とした主体性を認められた国家に代えて、輪郭も主体性も曖昧な文化に主体の位置を与えることに躊躇を覚えていました。それに対して、角屋さんは文化を「文化体」と呼んで主体とみなすことを提案してくれ、私の模索を抽象理論としてまとめる思い切りを与えてくれました。そして、若き日の角屋さん自身は、自分の中国医学史の研究を本格的にスタートさせるために、私の「文化接触論」を理論枠組みとして採用し、文化接触論を外層、医療文化論を中層、中国医学史を内層とする三層構造の枠組みを構築したのです。その枠組みに支えられたその後の研鑽が、今日、角屋さん独創の中国医学史に結実していることは本書に明らかでしょう。

ただ、そのように私の文化接触論と角屋さんの中国医学史を外と内の関係に位置づけると、あたかも私の文化接触論がメタ理論で、角屋さんの中国医学史はそれを方法論として用いた個別研究であるかのように思われるでしょう。しかし、それはむしろ逆です。

私の文化触変論は、その後の推敲によって、「重層性」という考え方を重要な構成要素に加えました。文化と文化は、近代国家と近代国家が同じ国際政治場裏で衝突を繰り返すように、一つの平面でぶつかり、競争し合うのではなく、接触し、互いに変化し合うことによって互いを豊かにし、しかもそれだけにとどまらず、一つ下の平面でも、一つ上の平面でも文化を豊かにする、という考え方です。個は個として分立するのではなく、個は全体の部分として、他の個と共生しながら存在し、さらに小さな個の複数か

らなる全体でもあるのです。

　この「重層性」の考え方が指圧の方法、漢方の思想にヒントを得たものであることは明らかでしょう。大きな構造を重層的な構造とみなすことによって、全体のバランスのなかですべての問題を捉えるのです。「全体と個」の関係こそがカギです。個は個と「衝突」するのではなく、全体のなかで「接触」するのです。「全体と個」の関係への視点こそが、角屋さんと私それぞれの近代・欧米との格闘からの回答です。

　私たち二人それぞれの格闘が絡み合う過程で、私たち二人の師弟関係は逆転したかもしれません。少なくとも、私の文化接触論と角屋さんの中国医学史を入れ子構造として位置づけている角屋さんの三層構造は逆転（インサイドアウト）させるべきでしょう。角屋さんが渾身の力を注いだ中国医学史のなかに医療文化論があり、その二層のなかに文化接触論があることが本書に示されているはずです。

　本書は、大きなサイズの葛藤と格闘から生み出された、効率と競争の世界からの脱出（「インサイドアウト」）の方法を披瀝し、読む者に全体からの緩やかな治療（「癒し」）を施すことでしょう。つけ加えれば、それは伝統への回帰ではなく、近代との格闘を経て伝統を解釈しなおす超近代の方法のはずです。

東京大学／早稲田大学名誉教授、東洋文庫理事
平野健一郎

目　次

刊行への祝辞　　竹田晃　　　　　　i
序文　　　　　　岡田明三　　　　　v
序文　　　　　　平野健一郎　　　　vii

プロローグ
　「〈治療世界〉のなかの古典」から
　　　　　　　「古典のなかの〈治療世界〉」へ ……………… 1

黄帝の〈治療世界〉 ……………………………………… 9

　Ⅰ　雄々しき帝・黄帝 ……………………………………… 11
　　はじめに ……………………………………………… 11
　　黄帝伝説に見る黄帝 ………………………………… 13
　　おわりに ……………………………………………… 29

　Ⅱ　悩める帝・黄帝 ………………………………………… 31
　　はじめに ……………………………………………… 31
　　第1章　〈天〉という概念との結びつき …………… 31
　　第2章　黄帝説話に見る黄帝 ………………………… 34
　　第3章　黄老思想のなかで …………………………… 42
　　おわりに ……………………………………………… 46

扁鵲の〈治療世界〉·············53

Ⅰ　虢(かくの)太子蘇生説話 ·············55

はじめに ·············55

第1章　虢太子蘇生説話 ·············56

第2章　三つのシーン ·············58

おわりに ·············67

Ⅱ　斉(せいの)桓侯望診説話 ·············69

はじめに ·············69

第1章　『史記』に見る斉桓侯望診説話 ·············69

第2章　『韓非子』に見る蔡桓公望診説話 ·············73

第3章　『新序』に見る斉桓侯望診説話 ·············76

第4章　扁鵲の望診説話が意味するもの ·············78

おわりに ·············83

淳于意の〈治療世界〉·············93

Ⅰ　漢(かんのぶんてい)文帝下問説話 ·············95

はじめに ·············95

第1章　淳于意の〈治療世界〉が記録に残った間接事情
·············96

第2章　淳于意の〈治療世界〉が記録に残った直接事情
············· 103

おわりに ············· 109

Ⅱ 〈流(ながれ)〉のアジャストメント ………………………… 111
　　　　はじめに …………………………………………………… 111
　　　　第1章　斉を舞台に ……………………………………… 111
　　　　第2章　淳于意の〈治療世界〉 ………………………… 119
　　　　おわりに …………………………………………………… 125

華佗の〈治療世界〉 ……………………………………………… 129

　　Ⅰ　曹操とのコントラスト ……………………………………… 131
　　　　はじめに …………………………………………………… 131
　　　　第1章　二つの〈治〉 …………………………………… 132
　　　　第2章　二つの〈治〉の接触 …………………………… 136
　　　　おわりに …………………………………………………… 145

　　Ⅱ　〈全(すべて)〉と〈要(かなめ)〉 ……………………………… 146
　　　　はじめに …………………………………………………… 146
　　　　第1章　「全体」を見据える：〈全〉のパースペクティブ
　　　　　　　　……………………………………………………… 146
　　　　第2章　「部分」の有効性を活かす：〈要〉のエフェクト
　　　　　　　　……………………………………………………… 155
　　　　おわりに …………………………………………………… 161

エピローグ
　〈癒(いやし)〉へのインサイド・アウト ………………………… 165

初出一覧 …………………………………………………………… 171

プロローグ
「〈治療世界〉のなかの古典」から
「古典のなかの〈治療世界〉」へ

○執筆動機

　戦後十年が経ち、急速に復興しようとしていた日本に私は生まれた。少年期を過ごした昭和三十年代から四十年代はまさに経済成長のまっただなかにあった。景気が上昇し、人口も増大すると、社会内の競争が激化した。「エリート」をめざすのが当然であった。少年少女は受験戦争に否応なしに飲み込まれていった。戦後も「戦争」は続いたのである。社会的評価のより高い学校をめざして勉強をしなければならなかった。小学校・中学校・高等学校・大学…と競争はどこまでも終わりがなかった。大学の学部を卒業すれば、大学院がその上にあった。大学院も修士課程のあとに博士課程、それを終えても研究者として大学に就職できるとは限らなかった。他と競争しながら下から積み上げてゆくのは日本に限らず、近代化された世界各国に共通な風潮であった。しかし、下から上へと登ってゆく競争は近代に特有のストレスを生む。私は高校から大学へと進もうとするあたりで、能力以上のことをやり遂げようとしていたので身も心も軋むばかりに悶えていた。それが私の青春時代の〈病(やまい)〉であった。

　大学三年の時、休学をして大学を離れた。その頃は「文化接触論」を東南アジアのタイの政治思想の領域で研究して卒業論文を

書こうとしていたが、ひとまずそれを凍結して東京から郷里の三重県に帰った。小学校の教員をしていた父母は、形のない〈病〉に力の抜けてしまっている息子をなんとか救おうとした。そして夫婦して毎月一回通っていた指圧の治療院に息子を連れて行った。そこは家から電車で二時間ほどの遠方であった。私自身は指圧治療を受けるのでもなく、ただ見学をしただけであった。治療が終わると両親は帰って行ったが、私は治療院の先生が手配してくださっていた民宿で寝泊まりし、昼間は治療院の手伝いをすることになっていた。私は治療院にしばらく預かりの身となったわけである。美しい海に臨む小さな港町で、治療院と宿を往復する生活にだんだん慣れていった。その治療院は昼間は〈経絡〉の流れを調整する指圧をし、夜間は〈経絡〉の流れを操作する柔術をする、つまりは〈経絡〉の活殺両面の接触をしているところであることに気づいた。不思議にもそれは「接触」という言葉で大学における自分のそれまでの研究とつながっていた。そういう次第で私は東洋医学の領域に入った。約一年の後、治療院の先生をはじめとするたくさんのかたのお蔭で私は新たな研究テーマを携えて東京に戻った。そして「東洋医学に於ける〈経絡〉を繞って」という題の卒業論文を書いて大学を卒業することができた。競争のストレスも病的に感じることなく、大学院に進み、東洋医学（中国医学）の研究を進めていった。そして現在の私がある。

　こうした経緯で私の専門はおよそ三層の構造になっている。（図1）　外層が「文化接触論」、中層が「医療文化論」、内層が「中国医学史」である。ここに言う「文化接触論」は異質な文化が接触する際に発生する事象のうち〈病〉と看做せる事象を考察する

ものであり、「医療文化論」は医療を文化の側面から観察して考察するものである。「中国医学史」は文字通り中国医学の歴史を研究するものである。

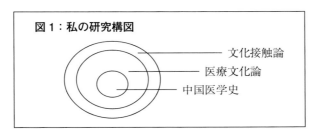

　けれども、あちこちの大学でこうした内容の授業をしても、大学生のほとんどは興味を示してはくれない。それは当たり前と言えば当たり前で、健常な若者は病識をもってものごとを深く考える必要をあまり感じない。強要すれば拒絶される。それで、なるべく若者から新鮮な〈気〉を浴びさせてもらえるように楽しい授業を心掛けるだけで、研究は深まってゆかなかった。

　ところが、数年前に鍼灸の専門学校で古典を担当するよう依頼を受けた。そこには自身に病識があるどころか、他者の病気を治療しようと志す人がたくさんいた。〈病〉の深い意味を究め、解決方法を見出してゆこうとするそうした真剣な人たちに中国医学の何をどう語ればよいのか、私は考えないわけにはゆかなくなった。従来、こうした学校での「古典」とは治療家でもあり研究者でもある講師が自分が学んで身に付けた『黄帝内経』素問や霊枢、『難経』などの医療古典を、臨床経験を踏まえながら解説するものであった。しかし、近年の生徒、殊に若者は 古典（漢文）そのも

のに慣れていない人が多い。大学入試で漢文が占める位置は非常に小さいものであるから訓読の基礎知識すら持っていない。そして、東洋医学の分野に入ってくる人の多くは西欧近代医学・西欧近代教育とは異なる可能性を求めて入ってくる人が多いが、実質的には治療師資格取得の受験サポートが主目的となっている学校の現状に失望もしている。そういった受講生の人々が満足するような授業、それが私のめざすものとなった。

○基本課題

　鍼灸の専門学校に身を置いてみて徐々にわかってきたことであるが、この領域には「なぜ古典を読むのか、どのように古典を読むのか」という基本課題がある。この課題に対してこれまで真摯な取り組みがさまざまになされてきている。その主なものは、昔の技法の発掘であり、古い思考の再考であった。それらは課題解決の正攻法であると私も思う。けれども、昨今の高校には 古典（漢文）離れの風潮があり、そこを経由して専門学校に入った生徒には治療師資格試験の科目でもない古典を学習する余裕がない。それでもなお古典の授業を正攻法で断固行なえば、西欧近代的教育のストレスを再現・増幅することになりかねない。学校によっては古典の授業を極端に削減するなどして、結局のところかねての基本課題は風化しつつある。それが現状である。

　しかし、古典は大事である。この領域の誰もが心のなかでそう意識している。ものごとは、過去の見直しから未来の見通しが生まれるものである。栄養価の高い果物とわかっていながら、固い殻に覆われたそのなかの美味な果汁や果肉を生涯味わえないです

ますのは、すこぶるもったいない。要は殻の破り方を工夫すればよいのである。

歴史を振り返れば中国医学の流れには、さまざまな治療家の構築した〈治療世界〉がある。一人の治療家がなぜそのような〈治療世界〉を創ったのか。背景となる文化との関係を考慮に入れながら探ってゆくことで、その〈治療世界〉のエッセンスが見えてくる。それは現代に生きる我々にとって貴重な指標となるのではないか。いろいろな悩みを抱えて現代に生きようとする我々にとって、あたかもサプリメントのような有効性があるのではないか。極端に言って、その治療家の存在が架空であってもよい。歴史上存在しない治療家と判明したとしても、伝説や説話のなかに〈治療世界〉は存在する。その〈治療世界〉のエッセンスを探ってゆこう。

こうしたことから、私は中国医学史の捉え方に発想の転換をしようと思い至った。従来の「**〈治療世界〉のなかの古典**」から「**古典のなかの〈治療世界〉**」へと方向を変えるのである。(図2) 治療家かつ研究者である講師が、長年の経験のなかで自分の〈治療世界〉のなかに取り入れてきた古典の知識や技術を語るこれまでの授業は貴重である。そしてそれを補うものとして、各種の古典のなかに埋もれる資料を使いながら昔の治療家の〈治療世界〉を語る授業を造ってゆく。双方の授業が相互に補完してゆけば、受講者はそれぞれ抱える問題を解決するヒントを古典のなかに見つけ出してゆくことができるのではないか、そう考えるのである。

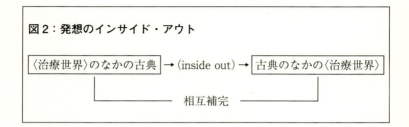

○黄帝派と扁鵲派

　さて、中国医学史は古代の昏迷のなかに『黄帝内経』が編まれ、約二千年のあいだに整備され、西欧近代文化のインパクトを受けて現在の中医学に至った。…と、一般にはそう考えられている。しかし、事実はそうではない。黄帝派は確かに主流となっていったが、扁鵲派という別の流れが存在していたのである。本書はこれら二つの流れ、つまりは中国医学史のなかの二本の〈経絡〉の関係に光を照射しようとするものである。しかし、黄帝派というものの存在は意識になくとも、『黄帝内経』は周知の医療古典である。従って、黄帝派について縷説するには及ばないであろう。そこで本書で照射する光は、主として従来あまり注目されていなかった扁鵲派に当てることにする。

　本書はここ数年に書いた論文を集めて構成する。論文形式のほうが厳密に表現できるからである。これらの論文は私の出校する大学の刊行物に掲載していただいたものである。大学での授業は長年、私自身にとっても学生にとっても刺激的なものではなかった。しかし、病者を癒す治療家をめざす人たちを対象とする専門学校でも授業を担当するようになって、私の研究に少しずつ変化

が出てきた。そしてその変化は大学での授業にも波及してきた。それは何よりしっかり聴講しようとする大学生が少しずつ増えてきたことが物語っている。

　つまりは、受講生という相手が〈病〉に対する認識を深めなければ授業は向上しないとしか思えなかった講師の自分にこそ変えなければならないところがあったのである。かつて大学を休学して転がり込んでいた指圧の治療院で恩師は私に言ったことがある。「患者さんの病気を治そうとしているうちは上手になれない。患者さんという鏡に自分の病気が映っていて、それを治そうとしているのだと思うと上手になってゆく」と。そういうことかも知れない。異文化に接触することは自文化に接触することであったのである。すべてを自分の〈病〉を治癒するうえでの事象と受け止めることが大切であったのである。

　大学自体も少子化の波を受けて生き残りに必死で、いろいろな工夫をしつつある。そうしたことから、私の小さな試みを評価し、紀要・論集に連続して掲載してくださった大学に心から感謝したい。自分を治そうとすれば他者も協力してくれる。本書そのものがその証拠であると私は思う。そういった意味もあって、やや生硬な表現箇所もあるが、なるべく論文として発表したままで本書を編成し、正直に世に出すことにする。

黄帝の〈治療世界〉

○黄帝像の変遷、そして黄帝派

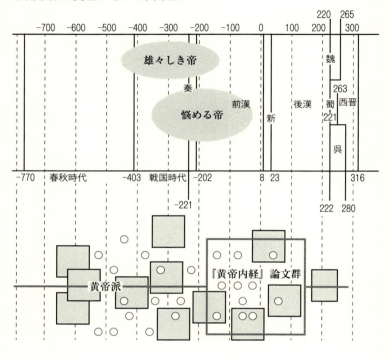

I　雄々しき帝・黄帝

はじめに

　黄帝の名が古典に登場するのは、実はそれほど遠い昔のことではない。春秋時代以降に複数の人の手によって段階的に成書された『国語』、『春秋左氏伝』などが最も古いとされている。それよりも以前の古典にはその名が無い。しかし、それ以降の古典中には黄帝は頻繁に登場する。（その描写のさまざまは後述する。）諸家の学術・思想の総合書である前漢の『淮南子』修務訓に、
　　○世俗の人、多く古を尊びて今を賤しむ。故に道を爲す
　　　者、必ず之を神農・黄帝に託し、而る後に能く說を入る。
とあるように、古来、人々は「黄帝曰く…」と黄帝に仮託して自説を語った。同じ前漢の司馬遷は中国の歴史は黄帝に始まるとの認識を持ち、その『史記』を黄帝の事績から書き始め、自身が仕える武帝までを書き綴った。
　　○太史公曰く、余 黄帝より以來、太初に至るまでを述歴して、百三十篇に訖る。（『史記』太史公自序）
　故にその『史記』第一篇・五帝本紀の書き出しが黄帝である。司馬遷から一世紀以上の時が経って、後漢の班固が著した『漢書』のうちの芸文志はそれまでの古典群を体系的に整理した一大目録であるが、そのなかには黄帝の名を含む書、黄帝に関連する題名の書がかなりある。諸子略・道家に『黄帝四経』『黄帝銘』『黄帝

君臣』『雑黄帝』『力牧』(力牧は黄帝の臣)。諸子略・陰陽家に『黄帝泰素』。諸子略・小説家に『黄帝説』。兵書略・兵陰陽に『黄帝』『封胡』『風后』『力牧』『鵊冶子』『鬼容区』『地典』(封胡・風后・力牧・鵊冶子・鬼容区・地典は黄帝の臣)。数術略・天文に『黄帝雑子気』。数術略・暦譜に『黄帝五家暦』。数術略・五行に『黄帝陰陽』『黄帝諸子論陰陽』。数術略・雑占に『黄帝長柳占夢』。そして方技略・医経に『黄帝内経』『外経』。方技略・経方に『泰始黄帝扁鵲俞拊方』『神黄帝食禁』。方技略・房中に『黄帝三王養陽方』。方技略・神僊に『黄帝雑子歩引』『黄帝岐伯按摩』『黄帝雑子芝菌』『黄帝雑子十九家方』の書名がある。これらは「黄帝書」と呼ばれているが、ほとんどが散佚して今に伝わっていないので内容がつかみ難い。

　現代の中国医学において、所謂『黄帝内経』の素問や霊枢などの書はこの領域の基本古典であるが、何故に黄帝の名を冠しているのか、これまであまり考究されておらず、黄帝の権威を仮借して著された書であるとの理解に留まっていた。また、黄帝の人物像も三皇五帝の一人であるとして曖昧模糊としたままであった。しかし、1973年に前漢・馬王堆漢墓から出土した古文献のうちの『経法』『十六経』『称』『道原』の四篇が上述の『漢書』芸文志にある『黄帝四経』ではなかろうかとの議論を呼び、それ以降、黄帝の人物やその思想が頓に話題に昇るようになってきたのである[3]。

　本稿はこうして改めて注目されるようになった黄帝伝説を整理しようとするものである。

黄帝伝説に見る黄帝

　現在に生きる我々から見て、歴史の遥か彼方の人物のイメージとは、これまでの折々の時代に生きた人々による修正や粉飾などを経て我々の心に映る映像である。黄帝のイメージもそれが昔から語り継がれてきただけに、複雑に錯綜し、却って一つに結びにくい。しかし、まずもって黄帝の一般的なイメージは『史記』五帝本紀に描写されるものであろう。まずその全体を以下に示す。

　〇黄帝は少典の子なり。姓は公孫、名は軒轅と曰ふ。生まれて神霊、弱にして能く言ひ、幼にして徇齊、長じて敦敏、成りて聰明なり。軒轅の時、神農氏の世衰ふ。諸侯相ひ侵し伐ち、百姓を暴虐す。而して神農氏征する能はず。是に於て軒轅乃ち干戈を用ふることを習ひ、目て不享を征す。諸侯咸來りて賓從す。而して蚩尤最も暴を爲すも、能く伐つもの莫し。炎帝諸侯を侵陵せんと欲す。諸侯咸軒轅に歸す。軒轅乃ち德を脩め兵を振へ、五氣を治め、五種を蓺え、萬民を撫で、四方を度り、熊・羆・貔・貅・貙・虎に敎へ、以て炎帝と阪泉の野に戰ふ。三たび戰ひて、然る後、其の志を得。蚩尤亂を作し、帝の命を用ひず。是に於て黄帝乃ち師を諸侯に徴し、蚩尤と涿鹿の野に戰ひ、遂に蚩尤を禽殺す。而して諸侯咸軒轅を尊びて天子と爲す。神農氏に代る。是を黄帝と爲す。天下に順はざる者有れば、黄帝從って之を征し、平げば之を去る。山を披きて道を通じ、未だ嘗て寧居せず。東は海に至り、丸山に登り、岱宗に及び、西は空桐に至り、鶏頭に登り、南は江に

至り、熊湘に登り、北は葷粥を逐ふ。符を釜山に合はせ、涿鹿の阿に邑す。遷徙往來して常處無く、師兵を以て營衞と爲す。官の名は皆雲を以てし、命じて雲師と爲す。左右大監を置き、萬國を監せしむ。萬國和らぐ。而して鬼神山川の封禪は、與して多なりと爲す。寶鼎を獲、日を迎へ筴を推す。風后・力牧・常先・大鴻を擧げ、以て民を治めしむ。天地の紀、幽明の占、死生の說、存亡の難に順ふ。時に百穀草木を播き、鳥獸蟲蛾を淳化し、日月・星辰・水波・土石・金玉を旁羅し、心力耳目を勞勤し、水火材物を節用す。土德の瑞有り。故に黃帝と號す。

　ここには黄帝の多様な側面が描かれている。それを伝説として整理することを軸にして、他の古典の記述も加えてゆくことにする。但し、網羅することが目的ではなく、主たるものを手掛かりとして伝説の広がりを展望しようとするものである。(以下、Aは上記の『史記』五帝本紀。B以降はその他である。)

①黄帝生誕伝説：人として誕生

　①-A　黄帝は少典の子なり。姓は公孫、名は軒轅と曰ふ。

　やがて黄帝となるその人物は天から降臨したのでもなければ、地から湧出したのでもなかった。人の子として誕生し、姓も名もある人間であった。その姓は公孫、名は軒轅と言う。しかし、後漢の頃になると緯書のなかには彼の生誕が常人ではないことを伝えるものも出てくる。

　①-B　附寶　郊野に之く。大電　樞星を繞み耀く。附寶に感じ、軒を生む。(『太平御覽』に引く『河圖握拒』)

①-C　大電　樞を繞み郊野を熚(て)らす。附寶に感じて、黃帝を
　　　生む。(『太平御覽』に引く『詩含神霧』)

　軒轅の母・附宝が郊外に行き、北斗七星の一番星の周りを稲妻
がめぐるのを見て感応し、軒轅を生んだ、というのである。後漢
の王充は出産まで母胎に二十ヶ月いたとしている。
　①-D　傳に言ふ、黃帝は姙(みごも)ること二十月にして生まる。…
　　　性、人と異なる。故に母の身に在りて留まること十月
　　　多し。(『論衡』吉驗)
　①-E　母　之を懷(みごも)り、二十月にして生まる。其の月數を計る
　　　に、亦た已に二歲、母の身中に在るなり。(『論衡』實
　　　知)

　のちに晋の皇甫謐はこれを二十五ヶ月とする。
　①-F　附寶　大電光の北斗樞星を繞み、郊野を照らすを見る。
　　　附寶に感じて孕むこと二十五月。黃帝を壽丘に生む。
　　　(『太平御覽』に引く『帝王世紀』)

　これらは黃帝の誕生をめぐる異常を言わんとするものであっ
て、こののち黃帝奇誕伝説として展開してゆくことになる。

②**黃帝神童伝説**：神童として成長
　②-A　生まれて神靈、弱(じゃく)にして能く言ひ、幼にして徇齊(じゅんせい)。
　　　長じて敦敏、成(ひととな)りて聰明なり。

　軒轅は生まれた時からどこかしら神々しく人離れしたところが
あり、幼気(いたいけ)ないのに言葉が話せて、幼い頃から身体の発育もよ
く、利発であった。そして心も頭もすくすくと立派になって、聰
明な成人となった。のちの活躍を予想させる理想的な成長描写で

ある。

③黄帝鎮世伝説Ⅰ：乱世の収拾に着手
　　③-A　軒轅の時、神農氏の世衰ふ。諸侯相ひ侵し伐ち、百姓を暴虐す。而して神農氏 征する能はず。是に於て軒轅乃ち干戈を用ふることを習ひ、以て不享を征す。諸侯 咸來りて賓從す。而して蚩尤 最も暴を爲すも、能く伐つもの莫し。

　当時は神農氏が統治する世であったが、諸侯が互いに侵略や攻伐をし、人民を虐げる有り様であり、神農氏も世相の混乱に打つ手がなかった。そこで武器の使用を鍛錬した軒轅は服わぬ諸侯を懲らしめたので、諸侯は進んで彼を慕った。軒轅が世の中の秩序の回復に努め、次第に徳化していった様子が書かれている。しかし、それですべてが解決したわけではなかった。蚩尤なる者（後出の炎帝の子孫とも臣ともされる）が暴逆を行ない、誰もこれを討伐できなかった。

④黄帝鎮世伝説Ⅱ：炎帝と対立（前）
　　④-A　炎帝 諸侯を侵陵せんと欲す。諸侯 咸 軒轅に歸す。

　炎帝というのは神農氏の子孫であると言われている。その炎帝が巻き返しを図り、諸侯を勢力下に組み入れようと働きかけた。けれども諸侯はこぞって軒轅に従った。

⑤黄帝徳政伝説Ⅰ：徳政を施いて対決を準備
　　⑤-A　軒轅乃ち德を脩め兵を振へ、五氣を治め、五種を蓺

え、萬民を撫で、四方を度り、…

　軒轅が行なった準備とは徳政であった。兵制の整備は統治者なら誰でも行なうことであるが、五気を治めた、とは木・火・土・金・水の五行の気を整えたというのであろうか。五種とは五穀である。農業を奨励して食料生産を豊かにし、人民の生活を安定させ、その安寧を国の東西南北四方に広げた。軒轅の善政は神農氏＝炎帝との対決準備という緊張下で運営されていったことになる。

⑥黄帝鎮世伝説Ⅲ：炎帝との決戦に勝利

　⑥-A 　熊・羆・貔・貅・貙・虎に敎へ、以て炎帝と阪泉の野に戰ふ。三たび戰ひて、然る後、其の志を得。

　⑥-B 　炎帝は火災を爲す。故に黄帝、之を擒にす。(『淮南子』兵略訓)

　⑥-C 　黄帝　炎帝と天子爲るを爭ひ、熊・羆・貔・虎をして以て阪泉の野に戰はしめ、三戰して志を得、炎帝　敗績す。(『論衡』率性)

　軒轅は熊や羆などの猛獣を馴らして率い、阪泉の野で炎帝との三度の会戦を経て最後に勝利を収めた。これで長く続いた神農氏の勢力はほぼ終息したことになる。

⑦黄帝鎮世伝説Ⅳ：蚩尤を降し天下を平定

　⑦-A 　蚩尤　亂を作し、帝の命を用ひず。是に於て黄帝乃ち師を諸侯に徴し、蚩尤と涿鹿の野に戰ひ、遂に蚩尤を禽殺す。而して諸侯　咸　軒轅を尊びて天子と爲す。神

黄帝の〈治療世界〉

農氏に代る。是を黄帝と為す。天下に順はざる者有れば、黄帝從ひて之を征し、平げば之を去る。

　従わぬ蚩尤に対し、軒轅は諸侯を徴集して涿鹿の野で戦い、蚩尤を擒にして殺した。諸侯は軒轅を天子とし、神農氏の世は終わった。黄帝の成立である。そして帰順を善しとしない勢力があればそれを征伐していった。このくだりを別のものに見ると、

　　⑦-B　蚩尤は兵を作して黄帝を伐ち、黄帝乃ち應龍をして之を冀州の野に攻めしむ。應龍は水を畜(たくは)へ、蚩尤は風伯・雨師に請ひて、大風雨を從はしむ。黄帝乃ち天女の魃と曰ふものを下(くだ)せば、雨止み、遂に蚩尤を殺す。
　　　（『山海經』大荒北經）

　ここには蚩尤との戦いの様子がAとは異なる描かれ方をしている。黄帝＝軒轅は応竜（臣下。水の神）の水の力を用い、蚩尤側の風伯（臣下。風の神）・雨師（臣下。雨の神）の風雨の力と戦った。更には魃なる天女（黄帝の娘。旱魃を起こす神）を地上に下すと雨が止んで蚩尤を殺すに至った、とある。天候を司る神々の力のぶつかり合いとして描写されている。

⑧黄帝徳政伝説Ⅱ：名君として国政を執行

　　⑧-A　山を披(ひら)きて道を通じ、未だ嘗て寧居せず。東は海に至り、丸山(ぐわんざん)に登り、岱宗(たいそう)に及び、西は空桐(くうとう)に至り、鶏頭(けいとう)に登り、南は江に至り、熊湘(ゆうしゃう)に登り、北は葷粥(くんいく)を逐ふ。符を釜山(ふざん)に合はせ、涿鹿の阿(くま)に邑(いふ)す。遷徙往來(せんしわうらい)して常處無く、師兵を以て營衛と為す。官の名は皆雲を以てし、命じて雲師と為す。左右大監を置き、萬國

を監せしむ。萬國和らぐ。而して鬼神山川の封禪は、興して多なりと爲す。寶鼎を獲、日を迎へ筴を推す。風后・力牧・常先・大鴻を舉げ、以て民を治めしむ。天地の紀、幽明の占、死生の說、存亡の難に順ふ。時に百穀草木を播き、鳥獸蟲蛾を淳化し、日月・星辰・水波・土石・金玉を菊羅し、心力耳目を勞勤し、水火材物を節用す。

黄帝が治世に励んだことがさまざまに記述されている。道路整備をしながら東に、西に、南にと奔走。北では異民族を駆逐。諸侯を集合させて割り符によって命令の遵守を管理し、軍隊を率いて移動。官職を命名して全国を管轄。天下が安定すると天地の神々を祭る封禅の儀を盛大に執行。すると天子のしるしである宝鼎を天から授かった。筮竹を用いて日月の運行を数えて暦を制定。優秀な人材を活用して人民を治めさせた。天地の大法、幽明の卜占、死生の儀礼、存亡の遷移、そうした理法に順った。季節に合わせた百穀草木を栽培させ、鳥獣虫蛾に至るまで淳和・教化した。徳がゆきわたって、日月星辰の運行は正しく、大地の河川や土砂も害をなさず、金や玉がたくさん出た。黄帝は身体のあらゆる力を使って事業に励み、水も火もその他の物も節度を守って活用した、と書かれている。こうした描写はさらにいくつかの部分に分けられ、あちこちの書に見ることができる。

⑧-B　黄帝 能く百物を成命して、以て民を明かにし、財を共にし、…（『國語』魯語上）

あらゆる物に名を付け、人民を開明して、山河の産物を分かち合わせた、とある。

⑧-C 以て天地の紀、幽明の故、死生の說、存亡の難に順ふ。時に百穀草木を播き、故らに敎化して、鳥獸昆蟲を淳ぐ。日月星辰を歷離し、土石金玉を極め畋り、心力耳目を勞し、水火材物を節用す。(『大戴禮記』五帝德)

その德が鳥や獸などにまで及ぶ名君であったことを言葉を連ねて記している。

⑧-D 黃帝の天下を治むるや、力牧・太山稽之を輔け、以て日月の行を治め、陰陽の氣を律し、四時の度を節し、男女を別ち、雌雄を異にし、上下を明らかにし、貴賤を等し、强をして弱を掩はず、衆をして寡を暴げざらしむ。人民は命を保ちて夭せず、歲事は孰して凶ならず、百官は正しくして私無く、上下は調ひて尤無く、法令は明らかにして闇からず、輔佐は公にして阿らず。田者は畔を侵さず、漁者は隈を爭はず、道には遺ちたるを拾はず、市には豫賈せず、城郭は關さず、邑に盜賊無く、鄙旅の人は相ひ讓るに財を以てし、狗彘は菽粟を路に吐きて忿爭の心無し。是に於て、日月は精明に、星辰は其の行を失はず。風雨は時節あり。五穀は登孰し、虎狼は妄りに噬まず、鷙鳥は妄りに搏たず、鳳皇は庭に翔け、麒麟は郊に游び、靑龍は駕を進め、飛黃は皁に伏し、諸北儋耳の國、其の貢職を獻ぜざるは莫し。(『淮南子』覽冥訓)

また、輔佐する人材にめぐまれ、黃帝がこれを活用したことは、

⑧-E 昔者、黃帝は蚩尤を得て天道を明らかにし、大常を得て地利を察し、蒼龍を得て東方を辨じ、祝融を得て南

方を辨じ、大封を得て西方を辨じ、后土を得て北方を
　　　辨ず。黄帝 六相を得て天下治まるは神明の至れるな
　　　り。（『管子』五行）

とある。（上記の蚩尤は③-A、⑦-A に登場する蚩尤とは別とされている。）ともあれ、有徳の君主にはそれを支える賢相が集まるということを言わんとしているようである。そして君臣一体となって徳政は施かれてゆく。

　　⑧-F　黄帝・唐・虞は帝の隆んなるなり。天下を資有し、制
　　　することを一人に在り。（『管子』法法）

黄帝と堯と舜を並べ、いずれも天下を一人が掌握していたと述べている。加えて『管子』に言う。

　　⑧-G　黄帝の天下を治むるや、其の引かずして而ち來り、推
　　　さずして而ち往き、使はずして而ち成し、禁せずして
　　　而ち止む。故に黄帝の治や、法を置きて變せず、民を
　　　して其の法に安んぜしむる者なり。（『管子』任法）

黄帝のこうした精勤な治世は空間的にはきわめて広範な領域に及び、時間的には休みなく続けられた。その結果、黄帝の施く秩序は漢土全体に及んだのである。

　　⑧-H　黄帝の王たるや、山を童にし澤を竭す。（『管子』輕重
　　　戊）

これは山林の伐採や沢沼の干拓を進めたことを言うのであろう。

　　⑧-I　中央の極は崑崙より東のかた兩恆山、日月の道る所、
　　　江漢の出づる所、衆民の野、五穀の宜しき所、龍門河
　　　濟相ひ貫き、息壤を以て洪水を埋めし州を絶ぎ、東の

黄帝の〈治療世界〉　21

かた碣石に至る。黄帝・后土(こうど)の司る所のものにして、萬二千里なり。(『淮南子』時則訓)

⑧-J 東海を済(わた)り、江内に入り、緑圖を取り、西して積石を済り、流砂を渉り、崑崙に登り、是に於て中國に還歸し、以て天下を平らかにす。(『新序』脩政語上)

⑧-K 黄帝 德を行なふとき、天矢(てんし) 之が爲に起こる。(『史記』天官書)

ここには黄帝の徳政に天が呼応して天矢星という星が出たと記されている。

⑧-L 黄帝・堯・舜は、衣裳を垂れて天下治まる。(『易経』繫辭下)

為政者として齷齪と働かなくとも世の中は治まった、との意であろうか。決して手を拱いて何もしなかったわけではなく、その逆であるが、黄帝の治世を賛美する意図が読み取れる。

⑨黄帝始祖伝説:文明の始祖始元となる

黄帝は雲を守護神として万事を統治し、百官に雲の名を付けた。

⑧-A (部分)官の名は皆 雲を以てし、命じて雲師と爲す。

⑨-B 黄帝氏は雲を以て紀(き)す。故に雲師と爲りて雲もて名づく。(『春秋左氏傳』昭公十七年)

混乱の世を収めて秩序を定めたということから、黄帝がさまざまなものを創り出して、文明の始祖始元となったという伝説が膨らむ。

⑨-C 黄帝 陰陽を生じ、上駢(じょうへん) 耳目(じもく)を生じ、桑林(そうりん) 臂手(ひしゅ)を生

ず。(『淮南子』說林訓)

陰陽とは男女であろうか。上駢なる神が耳と眼を作り、桑林なる神が臂(ひじ)と手を作った。

そしてまた黄帝は音律を定め、十二律・五音を調和させた。

⑨-D　黄帝 伶倫(れいりん)をして律を作爲せしむ。…また伶倫に命じ、榮將(えいしゃう)と與(とも)に十二鐘を鑄、以て五音を和せしむ。(『呂氏春秋』仲夏紀)

黄帝自身がこれを行なったと取れるものもある。

⑨-E　黄帝 其の緩急を以て五聲を作立(さくりふ)し、以て五鍾を政(ただ)(しょう)し、其の五鍾に令(な)づく。一に曰く、青鍾は大音(たいおん)。二に曰く、赤鍾は重心(ちゅうしん)。三に曰く、黄鍾は灑光(さいくわう)。四に曰く、景鍾は昧其明(まいきめい)。五に曰く、黒鍾は隱其常(いんきじゃう)。五聲既に調ひ、然る後に五行以て天時を正し、五官以て人位を正すを作立す。人と天と調ひ、然る後に天地の美生ず。(『管子』五行)

黄帝は次々にさまざまなものを生み出していった。

⑨-F　黄帝 始めて冠冕(くわんべん)を制(つく)り、衣裳を垂れ、棟(むね)を上げ軒(のき)を下し、以て風雨を避け、禮文法度ありて、事を興し業を創(はじ)む。黄とは光なり。厚なり。中和の色なり。德は四季に施し、地と功を同じくし、故に黄を先にして以て之を別にするなり。(『風俗通義』皇霸)

冠をかぶり、垂れた衣裳を着てゆったりと政務を執り、人々が住んで雨や風を凌ぐ家屋を建て、儀礼・文辞・法規・制度を整え、政事・政業を興して始めた。ここに黄色とは光輝き、重厚で、調和の色であり、その德は四季を通じて施され、大地の力がすべ

てこもる。それ故、黄の帝、黄帝が他に抜きん出るのである。後漢の書、『風俗通義』では黄帝という語の意味をそのように説明している。

　⑨-G　黄帝　百物を正し名づけて以て民に明かにし、…（『禮記』祭法）

　黄帝は実に多くの事物を分類し命名して、世に示し、秩序付けた。つまり中国文明の始祖始元であると言うのである。

⑩黄帝土徳伝説：土徳をもつ

　⑩-A　土徳の瑞有り。故に黄帝と號す。

　人である軒轅が黄帝となり得た根拠を五行思想によって説明しようとする一群の伝説がある。

　⑩-B　凡そ帝王なる者の將に興らんとするや、天　必ず先づ祥を下民に見はす。黄帝の時、天　先づ大螾（たいいん）・大螻（たいろう）を見はす。黄帝曰く、土氣勝つと。故に其の色は黄を尚（たふと）び、其の事は土に則（のっと）る。（『呂氏春秋』有始覽）

　ここには天の現わした瑞祥が大ミミズと大ケラであったと書かれている。黄帝が土徳をもつ人であるがために「黄帝」の帝号を得たと言うのである。

　⑩-C　黄帝　土徳を得、黄龍・地螾（ちいん）見（あら）はる。（『史記』封禪書）
　⑩-D　中央は土なり。…其の帝は黄帝、…其の蟲（ちゅう）は倮、其の音は宮、律は黄鍾の宮の中（あた）り、其の數は五、其の味は甘（かん）、其の臭は香（しうかう）、其の祀（し）は中霤（ちゅうりう）、祭るには心を先にす。（『呂氏春秋』季夏紀）（『禮記』月令に同一文がある。）

⑩-E　中央は土なり。其の帝は黄帝、…其の神を鎮星と爲す。
　　　其の獸は黄龍、其の音は宮、…。(『淮南子』天文訓)

　以上、司馬遷が五帝本紀の冒頭の記述を軸として、他の古典中に関連記述を拾い出して整理した。しかし黄帝には更に多様な伝説が存在する。

⑪**黄帝醜后伝説**：醜女の后を愛す
　⑪-B　嫫母 黄帝に執ばる。黄帝曰く、女に德を厲せば忘れず、女に正しきを與ふれば衰へず。惡しと雖も奚ぞ傷まんと。(『呂氏春秋』孝行覽)

　嫫母は黄帝の后の一人であった。醜女であったとされているが、「徳を高くせよと励ませばおまえはそれを忘れない。正しいことを教えればおまえはそれを疎かにしない。醜くとも差し支えはない」と、黄帝は言う。外見の如何に関わりなく本質を理解しようとした。黄帝の人柄を伝える話である。後世にもこの黄帝と嫫母の間柄は語り継がれる。

　⑪-C　夫れ好容は人の好む所なれば、其の遇ふは固に宜なり。或いは醜面惡色を以て、上に稱媚せらる。嫫母・無鹽是れなり。嫫母は黄帝に進められ、無鹽は齊王に納れらる。(『論衡』逢遇)

⑫**黄帝竜縁伝説**：竜との深い縁
　まず、黄帝自身が「竜顔」であったと言うものがある。竜顔とは眉のあたりの骨が丸く高く出た人相である。またこの語は天子の顔を意味する。

⑫-B　（部分）黃帝は龍顏なり。（『論衡』骨相）

⑫-C　其の相　龍顏なり。（『潛夫論』五德志）

そして黄帝が、臣下であり、水を支配する神である応竜を使って蚩尤と戦ったことは既に引用した。

⑦-B　蚩尤は兵を作(おこ)して黄帝を伐ち、黄帝乃ち應龍をして之を冀州の野に攻めしむ。（『山海經』大荒北經）

また、黄帝が竜の飾りがついた乗り物に乗っていたとするものもある。

⑫-D　黄帝、…黼黻(ふふつ)して大帶・黼裳を衣、龍に乗り、雲を戻(いた)し、…（『大戴禮記』五帝德）

天子の礼服を身にまとい、車には竜の飾り、屏風は雲の模様、…とある。

⑫-E　黄帝　鬼神を泰山の上に合(あつ)む。象車に駕(か)して蛟龍を六(ろく)にす。畢方(ひつはう)　錯(かつ)に竝(なら)び、蚩尤　前に居り、風伯　進みで掃ひ、雨師　道に灑(そそ)ぎ、虎狼　前に在り、鬼神　後に在り、螣蛇(とうだ)　地に伏し、鳳皇　上を覆ふ。（『韓非子』十過）

⑫-F　黄帝　象車・六交龍に駕し、畢方　轄を竝べ、蚩尤　前に居り、風伯　進みで掃き、雨師　道に灑ぎ、虎狼　前に在り、鬼神　後に在り、蟲蛇　地に伏し、大いに鬼神を太山の上に合む。（『風俗通義』聲音）

これらには、象牙の飾りの車に乗って六頭の竜がこれを引き、鬼神たちを従えた勇ましい様子が描かれている。黄帝を荘厳するにはやはり竜が必要なようである。

⑬黄帝登天伝説：天に登る

そして黄帝は竜に乗って天に登っていった。

> ⑬-B　黄帝　首山の銅を采り、鼎を荊山の下に鑄る。鼎 既に成るや、龍の胡髯を垂れ、下りて黄帝を迎ふる有り。黄帝 上りて騎り、羣臣後宮の從ひて龍に上るもの七十餘人、龍乃ち上り去る。餘の小臣は上るを得ず。乃ち悉く龍髯を持てば、龍髯抜け、黄帝の弓を堕す。百姓 黄帝の既に天に上るを仰ぎ望み、乃ち其の弓と龍の胡髯とを抱き號す。(『史記』封禪書)

黄帝が首山の銅で鼎を鋳ると竜が髯を垂らして空から降りて来た。黄帝は竜に乗って天翔る。群臣や女官も竜に乗るが、乗り切れない。あぶれた者は髯に取り付くけれども髯が抜けてしまう。落ちてきた黄帝の弓とその髯を抱いて、地上に取り残された者たちは泣き叫ぶ。黄帝は竜に乗って天に消える。

> ⑬-C　世に稱す。黄帝は龍に騎り天に升ると。(『論衡』龍虚)

⑭黄帝余徳伝説：死してのちも人々に慕われる

> ⑭-A　黄帝　崩ず。橋山に葬る。(本章冒頭引用部分のつづき)
>
> ⑭-B　黄帝は貴きも死せり。(『呂氏春秋』愼行論)
>
> ⑭-C　黄帝の子は二十五人なり。(『國語』晉語四)

あれほどの貴人・黄帝も死を迎えた。黄帝は多くの子を残し、人として亡くなったのである。神として消えたのではなかった。そして人々は黄帝を慕った。その仰慕が黄帝の寿命が途方もなく

長いものであったとする話につながる。
　⑭-D　黃帝は三百年なり。(『大戴禮記』五帝德)
しかし、同じ出典にこれに続いて、
　⑭-E　生きては民の其の利を得ること百年、死しては民の其
　　　　の神を畏るること百年、亡びては民の其の敎へを用ひ
　　　　ること百年なり。(『大戴禮記』五帝德)
　黃帝は現世に百年の寿を保ち、その間、人々はその恩德にあずかった。黃帝が亡くなって百年の間、人々は黃帝のみ魂を畏れかしこみ、その後また百年、人々は黃帝の教えを守り続けた。これは黃帝が三百歳であったとされることの合理的説明である。

⑮黃帝順天伝説：天の摂理を心得た帝
　⑮-B　黃帝曰く、芒芒昧昧(ぼうぼうまいまい)として天の威に因(よ)り、元と氣を同
　　　　じくすと。(『呂氏春秋』有始覽)(『淮南子』泰族訓に
　　　　同一文がある。)
　⑮-C　黃帝曰く、芒芒昧昧として天の道に從ひ、元と氣を同
　　　　じくすと。(『淮南子』繆稱訓)
　黃帝の思想を窺い知る記述である。黃帝は言う。己を無にし、天の威・天の道に添い、天の根元である元気に従おう。
　⑮-D　黃帝曰く、四時は之れ正せず、五穀を正すのみ。(『呂氏春秋』土容論)
　黃帝は言う。天の摂理を変えるのではなく、摂理に従順に、時宜を得た行ないをすることこそが肝要である。黃帝が天の摂理を心得てそれに順う帝であったと描かれる。
　⑮-E　黃帝　天に法(のっと)り地に則(のっと)り、四聖　序に遵ひて、各々法

度を成す。(『史記』太史公自序)
　以上、多岐に亘る断片的な黄帝の伝説を『史記』五帝本紀を基軸として整理した。

おわりに

　『史記』太史公自序において司馬遷自身が端的に言う。黄帝は天の秩序に順って国造りをし、それに続く諸聖帝もそれぞれ法規・制度を整えたのであると。(⑮-E) 天の摂理を心得てそれに順って民を治め、多くのものを創り出し、やがてその天に登っていった黄帝であった。黄帝の偉大さを表わす言葉として〈天〉という言葉ほどふさわしいものは他にないだろう。黄帝の伝説は時とともに成長し、〈天〉を内包するに到ったのである。『史記』などの歴史書は記録性に重点があり、『呂氏春秋』や『淮南子』などの総合書は網羅性を重視する。それぞれ性格を異にするものの、いずれも黄帝に関する伝説を採録し、後世に伝えようとしたものである。そうした断片的なさまざまの伝説は、時にはつながりあい、重なりあい、また時には分かれて展開してゆき、ほぼ前漢時代初期までに黄帝のひとつのイメージが創り上げられたのである。それは超人といえるほどに健常で理想的な君主、まさしく「雄々しき帝」であった。

　伝説のモザイクは結合や分裂を繰り返して変容してゆくものである。黄帝の伝説はそうした過程で〈天〉という概念に到達した。ここに〈天〉とは天空であると同時に、また天道でもある。黄帝は天空を翔け、天の摂理にかなった治世を行なった。それは

「雄々しき帝」の到達点であった。そして〈天〉を内包するに到った黄帝像はそれゆえに新たな展開をしてゆくことになるのである。それについては稿を改めて述べることにする。

Ⅱ　悩める帝・黄帝

はじめに

　春秋時代以降、「黄帝」という言葉が古典に登場する。それらによれば、黄帝は太古の昔の英雄であった。混乱した世情を収拾して人心を安寧に導き、道具を創案し、産業を振興し、道路を整備し、制度を策定し、人材を登用し、文化を発揚させ、…新しい国を造っていった。断片的な伝説をつなぎ合せると、黄帝はまさに中国の基礎を創った英雄、「雄々しき帝」であった[5]。

　黄帝の伝説はまた新たな伝説を生み出し、それぞれの地域や時代、空間的・時間的影響のもとに変容し、あたかも一つの生き物のように成長していった。そして、やがて〈天〉という概念に到達した。するとこの概念が黄帝像を本質的に変えてゆくことになったのである。どちらかと言えば由来不詳で自然発生的な伝説から、人為的で意図的な説話が生み出され、これまでになかった黄帝像が描出されるようになってゆく。本稿はその過程を追うものである。

第1章　〈天〉という概念との結びつき

　『荘子』には、
　　〇黄帝　之（＝道）を得て、以て雲天に登る。（『荘子』内篇・

大宗師)

黄帝は道を得て天に登った、とある。ここに〈道〉とは道理・真理であり、〈天〉とは天空であると同時に天道でもある。つまりは黄帝登天伝説と黄帝順天伝説の結合したものである。〈道〉を会得して〈天〉に登ることは一つの理想であった。黄帝はその理想を実現した人物と看做されている。

しかし、だからといって黄帝の治世が最上のものであったわけではない。太古の世から時が経つにつれて秩序が悪化してきた、と『荘子』は捉え、黄帝をその下降を止めようとした君主として位置づける。

　○德また下衰し、神農・黄帝に及んで始めて天下を爲む。是の故に安なれども順ならず。(『荘子』外篇・繕性)

上記の文章の前には以下のようにある。

　○古の人、混芒の中に在りて、一世と與にして澹漠を得たり。是の時に當りてや、陰陽 和靜に、鬼神 擾れず、四時 節を得、萬物 傷はれず、羣生 夭せず、人、知有りと雖も之を用ふる所無し。此れを之れ至一と謂ふ。是の時に當りてや、之を爲すこと莫くして常に 自ら然り。(『荘子』外篇・繕性)

大昔の君主は混沌のなかにいて世の民とともに恬淡の道を得ていた。その頃は陰陽が和らぎ、鬼神の乱れもなく、季節のめぐりも順調で、万物はそこなわれず、生き物たちは命半ばに死ぬことがなかった。それ故、人は知恵があっても使うことはなかった。これが至一という一体の境地である。この境地にあっては、すべてが無為かつ自然であった。

○德の下衰するに逮(およ)び、燧人(すゐじん)・伏戯(ふくぎ)に及びて、始めて天下を治む。是の故に順なれども一ならず。(『荘子』外篇・繕性)

　ところが、君主の徳が衰えてゆき、燧人氏・伏戯氏の世になって、はじめて無為ではなく人為で天下を治めるようになったが、人々は自然に順ってはいたものの、至一ではなくなった。これに前述の部分が続く。再度引用する。

　○德また下衰し、神農・黄帝に及んで始めて天下を爲(をさ)む。是の故に安なれども順ならず。(『荘子』外篇・繕性)

　徳はさらに衰え、神農氏・黄帝の世になると、ますます人為で天下を治めるようになって、人々は安らかに暮らしはしたが、自然に順うものではなくなった。この記述の根底には儒家思想が世俗政治世界の指導原理として浸透してゆくことを社会秩序の下降であるとして批判的に評価しようとの意図がある。極端に言えば、黄帝の政治でさえ正しいとは言えない。むしろ秩序の崩壊である、と『荘子』は言うのである。

　○昔者、黄帝　始めて仁義を以て人の心を攖(みだ)せり。(『荘子』外篇・在宥)

　黄帝は仁義という理念で世を治め、結果、人々の心を乱してしまった。『荘子』には黄帝を儒家思想の系列中に位置づけて非難するこうした章句があるのである。

　しかし、その一方で、『荘子』は黄帝がその理想を実現しようと努力し、やがて〈道〉を会得して〈天〉に登るまでになる人間的苦悩を味わった帝でもあると解釈して、さまざまな説話を用いてその人間性を描き出そうとする。

かくて、黄帝を「雄々しき帝」というイメージで描写する黄帝伝説の系譜と異なり、〈天〉の摂理を得ようと苦悶を続けた「悩める帝」というイメージの系譜が展開してゆくことになる。

第2章　黄帝説話に見る黄帝

第1節　玄珠 紛失騒(ふんしつさわぎ) 説話

『荘子』に以下のような短い説話がある。

　○黄帝 赤水の北に遊び、崑崙の丘に登り、南望して還歸するに、其の玄珠を遺(うしな)へり。知をして之を索(もと)めしむるも得ず。離朱(りしゅ)をして之を索めしむるも得ず。喫詬(きっこう)をして索めしむるも得ざるなり。乃ち象罔(しょうまう)をせしむ。象罔 之を得たり。黄帝曰く、異(い)なるかな象罔。乃ち以て之を得べきかと。(『荘子』外篇・天地)

　黄帝は南の果てに大海に注ぐ赤水の北に旅をした。名高い仙山・崑崙山にも登った。更に南を眺め見た。黄帝の政務は精勤なものであった。〈道〉を求めて沈思思索する心の旅を描いているのであろう。そうした哲理探究から現実世界へと意識が戻った。〈道〉を求めつつも、政道も正さねばならない。ところが無為から有為に戻ると「玄珠」を失ってしまったことに気がついた。玄妙な真理は世俗には持ち帰れないのか。黄帝は〈道〉を求める一人の人間であるとともに、国を治める君主でもあった。前者でいられる時は深遠な心境にもなれようが、後者である時は鬱積する現実の諸問題を処理しようと没頭するなかにどうしても世俗の塵芥

に心がまみれてしまう。それで「玄珠」をなくしたというのであろうか。黄帝は「玄珠」を再び得ようとして「知」という名の者に探させる。しかし知識を駆使しても〈道〉は見つからない。次に「離朱(りしゅ)」なる者が探すが、優れた視力をもっていたとされるこの者が世俗世界にいかに眼を凝らしても〈道〉は見えもしない。「喫詬(きっこう)」とは口舌巧みな能弁を意味する。言葉を駆使してもやはり〈道〉は得られない。そこで「象罔(しょうもう)」の出番となった。もやもやとして象(かたち)が罔(な)いという名のこの人物は見事に「玄珠」を探し当てた。黄帝は無心が〈道〉に至る道であると得心する[6]。黄帝は〈道〉を悟りきって安定した心理に常にいることができていたのではなく、世俗のなかにあって、ともすれば〈道〉を見失いがちであった。そういう含意の説話と考えられる。

第2節　広成子対話説話

これも『荘子』にある説話である。

　○黄帝立ちて天子たること十九年、令(れい)天下に行なはる。廣成子の空同(くうどう)の上に在りと聞く。故に往きて之を見て曰く、我吾子の至道に達するを聞く。敢へて至道の精を問はん。吾天地の精を取りて、以て五穀を佐(たす)け、以て人民を養はんと欲す。吾又陰陽を官して、以て羣生を遂げしめんと欲す。之を爲す奈何(なんぢ)と。廣成子曰く、而(なんぢ)の問はんと欲する所の者は、物の質なり。而の官せんと欲する所の者は、物の殘なり。而天下を治めしより、雲氣は族を待たずして雨ふり、草木は黄ばむを待たずして落ち、日月の光は益々以て荒れぬ。而佞人(ねいじん)の心翦翦(せんせん)たる者、又奚(いづく)んぞ以て至

道を語ぐるに足らんと。

黄帝退きて天下を捐て、特室を築き、白茅を席き、閒居すること三月、復た往きて之を邀ふ。廣成子 首を南にして臥す。黄帝 下風に順ひ、膝行して進み、載拜稽首して問ひて曰く、吾子の至道に達するを聞く。敢へて問ふ、身を治むるに奈何にせば、而ち以て長久なるべきと。廣成子 蹶然と起ちて曰く、善きかな問ひや。來たれ。吾 女に至道を語げん。至道の精は窈窈冥冥たり。至道の極は昏昏默默たり。視る無く聽く無く、神を抱きて以て靜ならば、形 將に自ら正しからんとす。必ず靜必ず淸にして、女の形を勞する無く、女の精を搖する無くんば、乃ち以て長生すべし。目に見る所無く、耳に聞く所無く、心に知る所無くんば、女が神 將に形を守らんとす。形乃ち長生せん。女の内を愼み、女の外を閉ぢよ。知多ければ敗を爲す。我 女の爲に大明の上に遂で、彼の至陽の原に至らん。女の爲に窈冥の門に入り、彼の至陰の原に至らん。天地に官有り。陰陽に藏有り。愼みて女の身を守らば、物 將に自ら壯んならんとす。我 其の一を守りて其の和に處る。故に我が身を脩むること千二百歳なるも、吾が形 未だ甞て衰へざるなりと。

黄帝 再拜稽首して曰く、廣成子を之れ天と謂はんと。廣成子曰く、來たれ。余 女に語げん。彼の其の物は窮無きに、人は皆以て終ると爲し、彼の其の物は測無きに、人は皆以て極ると爲す。吾が道を失ひし者は、上は光を見、下は土と爲る。今、夫の百昌は皆土より生じて土に反る。

故に余 將に女を去り、無窮の門に入りて、以て無極の野に遊ばんとす。吾 日月と光を參（おな）じくし、吾 天地と常（じょう）を爲す。我に當るも緡（こん）たるかな。人は其れ盡く死するも、我は獨り存せんかなと。(『莊子』外篇・在宥)

　黄帝は君主として十九年の歳月を過ごした。それは黄帝徳政伝説にあるようなものであったろう。黄帝の威令は天下に行なわれたが、広成子が空同山にいると聞いて〈道〉を求めて訪ねて行った。山の名の「空同」は空洞、つまりは虚無という意味に通ずる。広成子とは老子のこととも言われているが不明である。黄帝はこの広成子に会って〈道〉に至る道を問うた。天地の精を取って五穀の生長を助け、民を養い、陰陽を整えて、人々が暮らしてゆけるようにするために問うのです、と。しかし、広成子は言う。おまえはものごとの本質を知りたいと望みながら、問題にしていることはものごとの残滓である。おまえが天下を治めるようになってから、この世の秩序は壊れてしまった。そんな浅はかなおまえに教えるものはない。黄帝は問いかけのありかたそのものを広成子に罵られてしまった。

　都に帰った黄帝はそれから三ヶ月、閑居して心を改め、再び空同山に広成子を訪ねる。そして今度は、永遠の生命を得るための身の治めかたを問うた。何かの世俗的な目的のためにものごとの本質を知ろうとするのではなく、本質を知って自分の存在を深めようとしたのである。そこで広成子は本質を黄帝に語る。ものごとの本質そのものが存在であるからである。黄帝は〈天〉と一体に存在する広成子を見て〈天〉を知った。

第3節　大隗探訪行説話

もう一つ『荘子』から引用する。

○黄帝 將に大隗(たいくわい)を具茨(ぐし)の山に見んとす。方明 御(ぎょ)たり。昌寓(しょう)驂乗(さんじょう)し、張若(ちょうじゃく)・諮朋(しふほう)前馬し、昆閽(こんこん)・滑稽(こっけい)後車たり。襄城(じょうじょう)の野に至る。七聖 皆迷ひ、途(みち)を問ふ所無し。適々(たまたま)牧馬の童子に遇ひ、途を焉(これ)に問ひて曰く、若 具茨の山を知るかと。曰く、然りと。若 大隗(たいくわい)の存する所を知るかと。曰く、然りと。黄帝曰く、異なるかな小童、徒(ただ)に具茨の山を知るのみに非ず、又 大隗の存する所を知れり。請ふ、天下を爲(を)むることを問はんと。

小童曰く、夫れ天下を爲むる者は、亦た此くの若きのみ。又奚(なに)をか事とせん。予 少(わか)くして自ら六合の内(りくがふ)に遊ぶ。予 適々瞀(ぼうびょう)病 有り。長者有りて予に教へて曰く、若 日の車に乗りて襄城の野に遊べと。今、予が病 少しく痊(い)ゆ。予 又 且(まさ)に復た六合の外に遊ばんとす。夫れ天の下を爲むるも亦た此くの若きのみ。予 又 奚をか事とせんと。黄帝曰く、夫れ天下を爲むる者は、則ち誠に吾子(ごし)の事に非ず。然りと雖も、請ふ、天下を爲むることを問はんと。小童 辭す。黄帝 又 問ふ。小童曰く、夫れ天の下を爲むる者は、亦た奚ぞ以て馬を牧する者に異ならんや。亦た其の馬を害する者を去るのみと。黄帝 再拜稽首し、天の師と稱して退く。

(『荘子』雑篇・徐無鬼)

この話でも黄帝は求めるところがあって旅をする。現状に満意せず、深い真理が得たい。帝位にありながら心のなかには悩み悶える苦しみがあった。そして大道を得て隗然と聳え立つ険しい山(ごつごつ)

のような「大隗」という名の人物に会おうとして車上の人となる。御者を務めるは、四方に明るい知恵をもつ「方明」、添え乗りには宇内を昌えさせる「昌寓」、盛んに枝張る若い木にも似た「張若」と、羽をはばたかせ天翔る鵬のような「謵朋」の二名が先駆け、後詰めが昏黒の深きところより滾滾と湧く英知をもつ「昆閽」と、頭のめぐり良く稽えの円滑に及ぶ「滑稽」の二名であった。人智の限りを並べた陣容である。それが鬱蒼と草木の生い茂る襄城の原野に道を失ってしまった。そして、名も無き馬飼いの少年に出会う。黄帝の問いに対し、少年は具茨の山に至り大隗に会う道を知っていると言う。黄帝はこの少年こそが〈道〉を体得した人物であると悟り、天下、即ちこの国の治め方を問う。

　少年は言う。幼い時、私は天地自然のなかで遊び暮らしていました。しかし、やがて目が曇り眩む病に罹りましたが、ある老人から〈天〉の動きとともに遊ぶように暮らせと教えられ、そのようにすると少し良くなりました。この〈天〉の下を治めるのもそれと同じで、治めようとしないのが一番です。黄帝はさらに問う。あなたは天下を治めることとは無縁である。しかし、天下・この国を治めたい私はいったいどうすればよいのか。少年は口をつぐんだ。それでもと迫る黄帝に少年は言う。それは私のように馬を飼う者と違いがありましょうか。馬の天性を損なうものを取り除くだけです。黄帝は得心した。この国、つまり天下を治めるのではなく、〈天〉の下を治めればよいのだ、と。そして黄帝は少年を〈天〉を知る師として再拝稽首するとその前から引き退がった。

第4節　夢中華胥游説話

『列子』には黄帝の名をそのまま篇名にする篇が存在する。その最初の部分が黄帝に関する説話である。

　○黄帝 即位して十有五年、天下の己を戴くを喜び、正命を養ひ、耳目を娛しましめ、鼻口に供したるに、燋然として肌色皯黣、昏然として五情爽惑せり。又の十有五年、天下の治まらざるを憂へ、聰明を竭くし、智力を進くし、百姓を營めたるに、燋然として肌色皯黣、昏然として五情爽惑せり。黄帝 乃ち喟然として讚じて曰く、朕の過ち淫し。一己を養ふに其の患ひ此くの如く、萬物を治むるに其の患ひ此くの如しと。是に於て萬機を放ち、宮寢を舍き、直侍を去り、鐘懸を徹し、廚膳を減じ、退きて大庭の館に閒居し、心を齋め形を服へ、三月、政事を親しくせず。
　畫寢ねて夢み、華胥氏の國に遊ぶ。華胥氏の國は、弇州の西、台州の北に在り。齊國を斯るること幾千萬里なるを知らず。蓋し舟車足力の及ぶ所に非ず。神游のみ。其の國、師長無く、自然のみ。其の民、嗜欲無く、自然のみ。生を樂しむを知らず。死を惡むを知らず。故に夭殤無し。己を親しむを知らず。物を疎んずるを知らず。故に愛憎無し。背逆を知らず。向順を知らず。故に利害無し。都て愛惜する所無く、都て畏忌する所無し。水に入るに溺れず、火に入るも熱せず。斫撻するに傷痛無く、指摘するも痟癢無し。空に乘ずること實を履むが如く、虛に寢すること牀に處るが若し。雲霧も其の視を礙げず。雷霆も其の聽を亂さず。美惡も其の心を滑さず。山谷も其の歩を躓

かしめず。神行のみ。

黄帝 既にして寤(さ)め、怡然として自得す。天老・力牧・太山稽を召し、之に告げて曰く、朕 閒居すること三月、心を齋(きよ)め形を服(ととの)へ、以て身を養ひ物を治むるの道有らんことを思ふに、其の術を獲ず。疲れて睡り、夢みる所 此くの若し。今 至道の、情を以て求むべからざるを知れり。朕 之を知れり。朕 之を得たり。而れども以て若(なんぢ)に告ぐる能はずと。又二十有八年、天下大いに治まり、幾(ほと)んど華胥氏の國の若し。(『列子』黄帝)

　この説話の黄帝は長い統治のうちに政務が空回りし始め、自身の顔色がうす黒くなり、五感も乱れ、疲労困憊してしまう。あれほどの雄々しき帝も、ここでは悩める帝になってしまっている。黄帝も病むのである。そこで政務から離れること三ヶ月。昼寝の夢に、遥か彼方の華胥氏の国に遊ぶ。その国は高い身分の者がいない。民は自然に過ごしている。生の享楽も死への恐れもないから早死にという考えもない。自己愛も他への疎外心もないから愛憎というものもない。裏切りも愛着もないから利害関係がない。水に溺れることもなく、火に火傷もせず、何をされても痛くも痒くもない。ごく当然のように空中を歩行し、虚空を寝台代わりに横にもなれる。霧や雲がかかっても遠くまで見え、雷が轟いても耳が聞こえる。美醜に心を乱すこともない。山谷も躓かずに歩ける。まるで神の振る舞いである。この夢から覚めた黄帝は頓悟する。そして重臣たちを呼んでそれを語って聞かせるが、内容は曰く言い難い。しかし、悟りは悟りである。その後、天下は華胥氏の国のように大いに治まった。概ねそのような話である。

伝説は自然発生的であるが、それに比べて説話はその作り手の意図が強い。さまざまな黄帝伝説が重なり合って「雄々しき帝」として黄帝のイメージが形成されてきたのであったが、上に引用した『荘子』や『列子』が描くところの黄帝はそれとは明らかに色合いが異なる。そこには〈道〉を求め、〈天〉に至らんとして悶え苦しみ、ある時は病的になってしまう、そうした「悩める帝」が描かれている。「雄々しき帝」が黄帝のポジティブな側面であるのに対し、「悩める帝」は黄帝のネガティブな側面である。では、何故に後者が付加されたのであろうか。次章ではその背景を考察する。

第3章　黄老思想のなかで

　黄帝伝説の描く黄帝は「雄々しき帝」であった。黄帝説話のそれは「悩める帝」であった。黄帝の健常な側面と病的な側面の二面性のうちの後者がなぜ浮き彫りになってきたのか。それには政治的な流れを見なければならない。
　その昔、周に仕えた太公望・呂尚（りょしょう）が山東の臨淄（りんし）に封じられ、斉（せい）という国を建てた。
　　〇太公望・呂尚は東海の上（ほとり）の人なり。其の先祖 嘗て四嶽と
　　　爲り、禹を佐けて水土を平らげ、甚だ功有り。虞・夏の際、
　　　呂（りょ）に封ぜられ、…姓は姜（きょう）氏なり。（『史記』齊太公世家）
とあるように、姓は姜、氏が呂を名乗るこの国は春秋時代、前七世紀には宰相・管仲（かんちゅう）（？〜前645）が手腕を振い、国勢が伸長し、君主・桓公（在位：前685〜前643）は春秋五覇の一人となった。

続く前六世紀後半には宰相・晏嬰(あんえい)(?〜前500)が霊公(在位:前582〜前554)・荘公(在位:前554〜前548)・景公(在位:前548〜前490)の三代に仕え、節倹力行・尽忠極諫を重ねて臣仕し、いっそう国力が増した。しかしその後、内乱により家臣・田和(でんか)(のち初代・太公)が前386年に政権を掌握し、国君となった。国号は同じ斉であるが、それ以前を姜姓斉、以降を田姓斉と呼んで区別する。そして田姓斉はやがて戦国七雄の一つとして成長してゆく。その第四代・威王(在位:前356〜前319)が銅器に刻ませた銘文に次のようにある。

　○皇考の昭統を揚げ、高くは黄帝を祖とし、邇(ちか)くは桓・文を嗣ぎ、諸侯を朝問せしめ、その徳に合(こた)へ揚げたり。(『兩周金文辭大系(けい)』)

威王は黄帝を始祖と考え、五覇として名高い姜姓斉の桓公や晋の文公の覇業を受け継いでいると主張している。ところで姜姓斉の淵源は、

　○黄帝は姫水(きすゐ)を以て成り、炎帝は姜水(きゃうすゐ)を以て成り、成りて徳を異にす。故に黄帝は姫と爲り、炎帝は姜と爲り、二帝師を以て相ひ濟(ほろぼ)すは、徳を異にするが故なり。(『國語』晉語)

炎帝は姜水という河のほとりで成人したので姜姓となったと記されている。また、

　○炎帝 火師と爲りて、姜姓は其の後なり。(『春秋左氏傳』哀公九年)

とあって、炎帝が火を祭る師長となり、その後裔が姜姓であると書かれている。いずれにせよ姜姓斉の祖先は炎帝に遡ることがで

きる。この炎帝と戦って勝ったのが黄帝であった。黄帝鎮世伝説に、
　○熊・羆・貔・貅・貙・虎に教へ、以て炎帝と阪泉の野に戦ふ。三たび戦ひて、然る後、其の志を得。(『史記』五帝本紀)
　○炎帝は火災を為す。故に黄帝、之を擒にす。(『淮南子』兵略訓)
などとある。田姓斉は姜姓斉に対し、黄帝が炎帝を降したという伝説を根拠として優位に立とうとした。そう解釈することが可能である[8]。

　前四世紀末になると斉の都・臨淄の稷門近くに諸子百家の人士を集める施設が建てられた。世に言う「稷下学宮」である。この学舎では集う人々が自由に学び、自由に教えることが許されたと言われている。そして百花斉放・百家争鳴のなかで黄帝伝説は老子伝説と融合し、〈黄老〉という考え方が生まれ[9]、〈天〉にまで登った帝は〈道〉に則って論じたり、家臣に語りかけるようになっていった。これが「黄老思想」である。『漢書』芸文志にある「黄帝書」はその典型と考えられるが、そこに並ばなかった夥しい数の「黄帝書」が影に存在していることは想像に難くない。

　戦国末期には各国の競合が激化し、それぞれ国勢維持が困難になるなかで、黄帝はある時には政治について、兵法について、天文について、またある時には医術について、〈天〉に至る〈道〉を問答する必要がいやましに増していったのである。極言をすれば、黄帝の〈天〉と老子の〈道〉が合流して黄老思想を生んだのであるが、馬王堆漢墓から『老子』の写本が二種、そして『黄帝

四書』とおぼしき『経法』『十六経』『称』『道原』の四篇が同時に出土したことも黄帝と老子を併称した「黄老思想」の盛況を裏づけるものとして頷ける。こうした「黄老思想」は秦による統一とその滅亡、そして漢の成立という歴史の流れのなかにも命脈を保ち、殊に漢初にはこれを愛好し、自ら実践する政治家も多くいた。例えば、高祖の重臣であった張良は晩年に政界から退くにあたり、こう言った。

> ○帝者の師と爲り、萬戸に封ぜられ、列侯に位す。此れ布衣の極みにして、良(われ)に於て足れり。願はくは人閒(じんかん)の事を弃(す)て、赤松子(せきしょうし)に從ひて游ばんと欲するのみ。(『史記』留侯世家)

地位も名誉も遂げ、自分は満足である。今の願いは世俗世間から離れて、いにしえの仙人・赤松子に倣って暮らすことのみである。そう言って張良は辟穀や導引に努めようとした。また、第二代・恵帝の時、斉の丞相であった曹参は、

> ○膠西(かうせい)に蓋公(かふこう)有りて善く黄老の言を治むと聞き、人をして幣を厚くして之を請はしむ。既に蓋公を見る。蓋公、爲に言ふ。治道は淸静を貴ぶ。而して民自ら定まると。此の類を推して具(つぶさ)に之を言ふ。參是に於て正堂を避け、蓋公を焉(ここ)に舍(しゃ)す。其の治要、黄老の術を用ふ。(『史記』曹相國世家)

曹参は黄老の学を修めた蓋公を招き、この蓋公から学んだことを政事に用いた。第五代・文帝の丞相であった陳平も若い頃から黄老の学を好んでいた。

> ○陳丞相平は、少き時、本(もと)黄帝・老子の術を好む。(『史記』

黄帝の〈治療世界〉　45

陳丞相世家)

また、文帝自身も、

　○孝文　道家の學を好む。(『史記』禮書)

そして、文帝の后・竇后(とう)に至っては熱烈な黄老思想の愛好家であった。

　○竇太后、黄帝・老子の言を好む。帝及び太子・諸竇も黄帝・老子を讀み、其の術を尊ばざるを得ず。(『史記』外戚世家)

晩年に盲目となった太后は黄帝や老子の説く〈天〉に救いの光明を求め、時には誰かに読ませて傾聴したこともあったであろう。その愛好のあまり、子である景帝や太子、竇氏一族にも黄帝・老子の書を読ませ、学ばせたとある。こうして漢朝初期、黄老思想は宮廷での流行にも支えられて盛況であった。[10]〈天〉を悟った偉大な黄帝は、変転する厳しい現実のさまざまな領域の多様な問題に〈道〉を実現しようとして自身が悩み、人と論じ、人に語りかけるようになっていったのである。ここに〈天〉の摂理を現実の世に求め苦悶する「悩める帝」黄帝の映像が我々の眼に映ることとなる。

おわりに

春秋・戦国の時代から漢初までに黄帝は二つの側面を持つようになった。さまざまな黄帝伝説が集まって描き出す「雄々しき帝」という側面。もう一つは「悩める帝」。究極の目的である〈天〉に至らんとして現世で苦しみ悶える姿。それは黄老思想の

なかでいくつかの黄帝説話が描き出す側面であった。

「雄々しき帝」が自ら言葉を発することはごく稀であった。その数少ない具体例を古いもののなかから挙げると、

○嫫母（ぼぼ）黄帝に執（えら）ばる。黄帝曰く、女（なんぢ）に徳を厲（はげま）せば忘れず、女に正しきを與ふれば衰へず。惡（みにく）しと雖も笑ぞ傷（いた）まんと。（『呂氏春秋』孝行覽）

ここでは直接に嫫母に語りかけている。そして、

○黄帝曰く、芒芒昧昧として天の威に因（よ）り、元と氣を同じくすと。（『呂氏春秋』有始覽）

○黄帝曰く、四時は之れ正せず、五穀を正すのみ。（『呂氏春秋』土容論）

ここでは語りかける対象は明記されていない。これらは期せずしてすべて『呂氏春秋』である。これだけのことから『呂氏春秋』を境にそれ以前の黄帝は語らず、それ以降に語るようになった、と結論付けるのは性急であり、未だ土中にある金石・竹簡・帛書の類が日の目を見て語り出すのを待つしかないが、黄帝が語る場面の描写は極めて少ないということは言えよう。「雄々しき帝」は語らずとも雄々しかったのである。そして黄帝が積極的に語るようになったのは黄老思想のなかでである。黄帝自身が悩み、誰かと論じ、誰かに語りかける。対話問答形式は戦国諸子百家が活用した説得の技法でもあった。その影響を濃厚に受けつつ黄老思想が進展し、そこで「悩める帝」のイメージが強くなっていったのである。

しかし、である。しかし、「悩める帝」は余りにも多くを語り始めた。饒舌とも言えるその典型の一つが医療の領域である。黄老

思想が発展するこの時期に、所謂『黄帝内経』の構成原型となる論文群が作成され、それらは淘汰され補足されて『漢書』芸文志に言う『黄帝内経』『外経』などとなっていったのであろう。「黄帝書」のほとんどが現存していないので内容がつかみ難いが、その延長上にある現『黄帝内経』の素問・霊枢諸篇のうちのかなりが黄帝と岐伯・伯高・少師・少俞・雷公といった医師たちとの対話形式で書かれている[11]。対話形式をとることが論説形式より臨場感を伴い、読み手に理解しやすいからということが大きい理由であろうが、考えようによっては黄帝の悩みが大きいからとも見ることができよう。では黄帝はいったい何故にそれほど悩まねばならなかったのであろうか。それは〈天〉をめざし〈道〉を辿ろうとしたからであろう。〈天〉とは理想である。理想を追究すればするほど、理想と現実の隙間から新たな問題が生じてくる。喩えれば〈天〉は到達不可能な極大値であって、到達可能な最大値ではない。現実には存在しない架空の値(あたい)である。もちろん、現実化できない理想に向かって限りない努力をしてゆくのが人間の人間たる所以である。とはいえ、どこまで積み上げても、いつまで近づこうとしても、決して理想には到達できない。そこに時として焦燥や悲観や諦念が生まれる。

　ポジティブな「雄々しき帝」であった黄帝のイメージにネガティブな「悩める帝」の色彩が加わってゆく戦国末から前漢初期にかけてのこの時期が、原『黄帝内経』などの医療古典が執筆・編集されてゆく時期に重なると思われるが、政務を積み上げて世俗世間を「治める(おさ)」黄帝は同時にまた心身の保全確保と障碍解決を継続して「治す(なお)」こともしなければならなかった。〈天〉という

理想を追究し、〈天〉に向かって限りなく積み上げていこうとすれするほど、その無限の積み上げと〈天〉との間隙からまた新たな問題が生じてくる。それが黄帝の悩み、即ち〈病〉の正体である。黄帝が〈天〉との結びつきをもったとき、既にして黄帝の〈病〉はそこに胚胎していたのである[12]。

注

1) 諸子略・道家の『力牧』二十二篇は「りきぼく」、兵書略・兵陰陽の『力牧』十五篇は「りくぼく」と読んで区別する習慣に従う。
2) 中国の研究者による最近のものでは、裘錫圭主編、《长沙马王堆汉墓简帛集成》、中华书局、2014年6月などがある。日本の研究者による研究蓄積も、山田慶児編、『新発現中国科学史資料の研究：訳注篇』、京都大学人文科学研究所、1985年3月、同じく、山田慶児編、『新発現中国科学史資料の研究：論考篇』、京都大学人文科学研究所、1985年12月、以降、その層は厚いものになってきている。近藤浩之、「馬王堆漢墓関係論著目録」、『中国出土資料研究』、1、中国出土資料研究会、1997年3月などを併せて参照されたい。
3) 邦訳では、澤田多喜男訳註、『黄帝四経：帛書老子乙本巻前古佚書』、知泉書館、2006年8月などがある。
4) 主として前漢までの古典から引用するが、後漢或いはそれ以降のものも必要最小限度を傍証として用いる。尚、いずれも著名な古典であるので、煩雑を避け、版本・校勘に関する逐一の注記を省くこととする。
5) これについては、本書、「黄帝の〈治療世界〉： Ⅰ 雄々しき帝・黄帝」で触れた。本稿はその後編に相当し、両者は陰陽一体をなす。
6) この話は『淮南子』人間訓にも記載されている。但し、人物名が

黄帝の〈治療世界〉 49

「離朱」「捷剟(しょうてつ)」「忽怳(こっきょう)」である。「捷剟」とは鋭いほどの機転、「忽怳」はぼんやりと物忘れするというような意味であろうか。『荘子』からこの『淮南子』に至る伝播経路が不明であり、用語に相違があるが、根本的な主張内容に変わりはない。

7) 郭沫若、〈両周金文辞大系下編〉、《郭沫若全集》、考古編第8巻、科学出版社、2002年10月、頁464〜466。尚、図が〈両周金文辞大系録編〉、《郭沫若全集》、考古編第7巻、科学出版社、2002年10月、頁583にある。

8) 郭沫若が上記7)の史料などに依拠してこのことを指摘している。郭沫若、〈稷下黄老派的批判〉、《十批判書》、(民国学術経典文庫)、东方出版社、1996年3月、頁156〜157。併せて、森安太郎、「黄帝伝説」(同、『黄帝伝説:古代中国神話の研究』、京都大学人文学会、1970年7月 所収、153ページ) も参照されたい。

9) 浅野裕一、「黄帝への仮託」、(同、『黄老道の成立と展開』、創文社、1992年11月所収)、及び、池田知久、「「黄老」から「老荘」を経て「道家」へ」、(同、『老荘思想』、放送大学教育振興会、1996年3月所収) を参照されたい。

10) 漢初の宮廷にいた黄老思想愛好家の王族・貴族が消え、儒学を支持する新興官僚による政治体制が整備されてゆくにつれて、黄老思想は変質して、やがて養生術の領域にその中心が移る。その経緯は、すでに内山俊彦、「漢初黄老思想の考察(二)」、『山口大学文学会誌』、14-1、1963年 が論じている。

11) 現行の『黄帝内経』素問は唐・王冰編の次註本をもとに北宋・林億等が校訂した宋本を明・顧従徳が模刊した顧本である。その八十一篇のうち二篇は篇名のみで散佚し、王冰が付加したとされる運気七篇を除けば、七十二篇構成である。そのうち「黄帝−岐伯」

対話が五十三篇、「黄帝－雷公」対話が七篇、残りは対話形式ではない。また『黄帝内経』霊枢は伝本系路が不確かであるが、現在の八十一篇のうち「黄帝－岐伯」対話が五十二篇、「黄帝－伯高」対話が九篇、「黄帝－少師」対話が四篇、「黄帝－少俞」対話が四篇、「黄帝－雷公」対話が四篇、残りは対話形式ではない。

12) 医療の領域では黄帝派が主流となってゆく。しかし、『史記』の扁鵲倉公列伝は、扁鵲という名の医師が存在したことを伝えている。扁鵲は〈天〉という概念を用いて医療を説明しない。扁鵲には〈病〉の全体が見える。診察と治療を全体から始めて部分に至る。彼自身はその言葉を使ってはいないが、敢えて言えばそれは「〈全(ぜん)〉の医療」であった。これに対し主流派の黄帝派は「〈天〉の医療」であった。実際には到達できない極限として〈天〉を設定し、それに向けて登ってゆこうとする。理想の秩序、〈病〉の克服を求めて、診察と治療を積み上げる。部分から全体に至ろうとする。扁鵲の「〈全〉の医療」を黄帝派の「〈天〉の医療」に対置するものとして両者比較しながら見ると、黄帝の姿をより鮮明に捉えることができる。直接的にこのことを扱ったものとして、拙稿、「虢(かく)太子蘇生説話：〈癒〉のベクトル」、『経絡治療』、203、2015年11月 があり、間接的に扱ったものとして、本書、「扁鵲の〈治療世界〉：Ⅰ 虢太子蘇生説話」を参照されたい。

扁鵲の〈治療世界〉

○扁鵲の位置（説話のひろがり）

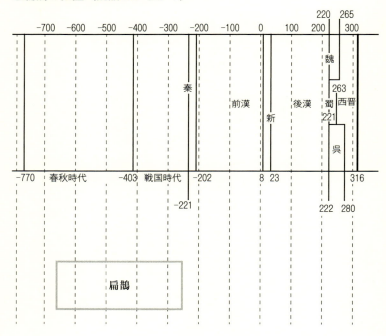

Ⅰ 虢太子蘇生説話
　　　かくのたいし

はじめに

　春秋・戦国時代の中国の代表的名医といえば、扁鵲の名が筆頭に挙がるであろう。しかし、扁鵲の登場する古典は、『春秋左氏伝』『列子』『韓非子』『淮南子』『韓詩外伝』『史記』『説苑』『戦国策』など多数あり、その年代幅も、古くは前七世紀、新しくは前三世紀とおよそ四百年の長きに亘っている。そのため、扁鵲と呼称される医師が複数存在したであろうことが通説となっている。少なくとも扁鵲なる医師が一人存在し、名医の噂が空間的・時間的隔たりを超えて伝播するに従って、第二の扁鵲、第三の扁鵲…と複写されて呼称されてゆけば、複数の扁鵲が存在することになる。それらを扁鵲A、扁鵲B、扁鵲C…として個別に調査・分析することにも意義があるが、彼らが扁鵲の名で共通して呼ばれ、人々、とりわけ中国医学の臨床現場の人々のなかではひとつの人格として扱われていることから、本稿は、「グループ扁鵲」＝扁鵲と看做し、その〈治療世界〉を考察することにする。

　さて、扁鵲に関わる説話は多種伝えられているが、以下ではそのなかの「虢太子蘇生説話」を取り上げる。そしてその真偽・詳細の吟味に重点を置くのではなく、後世の人々のイメージに残る扁鵲像を文学的に読み取ることを企図する。歴史資料の信憑性如何によらず、人々の心に映像化された扁鵲こそが、〈病〉とその
　　やまい

〈癒〉に直接的に関与すると考えるからである。

第1章　虢太子蘇生説話

名医扁鵲が諸国を巡って治療活動をするなかにあって、虢という国を訪れ、その太子が死亡してまもないと知り、これに施療して蘇生せしめた、というのが話の大筋である。これを記載した多くの古典のなかで今日に至るまで最も人々の目に触れるものの一つとして、前漢・司馬遷の手になる『史記』がある。まずはそのくだりを書き下しの形で記す。

『史記』扁鵲倉公列傳[1)]
　扁鵲　虢に過ぎる。虢の太子死す。扁鵲　虢の宮門の下に至り、中庶子の方を喜む者に問ひて曰く、太子何の病ぞ。國中の治禳　衆事に過ぐと。中庶子曰く、太子の病は血氣　時ならず、交錯して泄るるを得ず。外に暴發し、則ち中害を爲す。精神　邪氣を止むる能はず。邪氣　畜積して泄るるを得ず。是を以て陽　緩にして陰　急なり。故に暴に蹶して死すと。扁鵲曰く、其の死はいかなる時ぞと。曰く、鶏鳴より今に至ると。収むるかと。曰く、未だし。其の死　未だ半日なる能はざるなりと。言ふ。臣は齊の渤海の秦越人なり。家は鄭に在り。未だ嘗て精光を望み前に侍謁するを得ざるなり。太子不幸にして死すと聞く。臣能く之を生かさんと。中庶子曰く、先生　之を誕する無きを得んや。何を以て太子生くべしと言ふや。臣聞く、上古の時、醫に愈跗有り。病を治するに湯

液・醴灑・鑱石・撟引・案抓・毒熨を以てせず。一撥して病の應を見、五藏の輸により、乃ち皮を割き肌を解き、脈を訣し筋を結び、髓腦を搦し荒幕を揲へ、腸胃を湔浣し五藏を漱滌し、精を練り形を易ふ。先生の方能く是くのごとくなれば、則ち太子生くべきなり。是くのごとくなる能はずして之を生かさんと欲するは、曾ち以て咳嬰の兒にも告ぐべからずと。終日にして扁鵲天を仰ぎ歎じて曰く、夫子の方を爲すや、管を以て天を窺ひ、郄を以て文を視るがごとし。越人の方を爲すや、脈を切し、色を望み、聲を聽き、形を寫すを待たず、病の在る所を言ふ。病の陽を聞き、論じて其の陰を得、病の陰を聞き、論じて其の陽を得。病の應は大表に見はる。千里を出でずして決すること至りて衆きも、曲止すべからざるなり。子吾が言を以て誠ならずと爲さば、試みに入りて太子を診せよ。當に其の耳鳴りて鼻張るを聞くべし。其の兩股を循でて以て陰に至らば當に尚ほ溫かなるべきなりと。中庶子扁鵲の言を聞き、目眩然として瞚ず、舌撟然として下らず。乃ち扁鵲の言を以て入りて虢君に報ず。虢君之を聞きて大いに驚き、出でて扁鵲を中闕において見て、曰く、竊かに高義を聞くの日久し。然るに未だ嘗て前に拜謁するを得ざるなり。先生小國に過ぎる。幸ひにして之を擧ぐ。偏國の寡臣の幸ひ甚だし。先生有れば則ち活き、先生無くんば則ち棄捐せられて溝壑を塡め、長終にして反るを得ざらんと。言未だ卒らず、因りて噓唏服臆し、魂精泄橫し、流涕長潛して忽忽として睞に承く。悲しみ自ら止むる能はず、容貌變更す。扁鵲曰く、太子の病のごときは所謂尸蹷なる者な

り。夫れ、陽の陰中に入るを以て胃を動し、中經・維絡を纏緣し、別れて三焦膀胱に下る。是を以て陽脈下遂し、陰脈上爭し、會氣閉ぢて通ぜず。陰 上りて陽 内行し、下・内 鼓して起こらず。上・外 絶して使を爲さず。上に陽を絶つの絡有り、下に陰を破るの經有り、陰を破り陽を絶ち、色 已に廢し、脈 亂る。故に形 靜にして死狀のごときも、太子未だ死せざるなり。夫れ、陽の陰に入るを以て藏を支蘭する者は生き、陰の陽に入るを以て藏を支蘭する者は死す。凡そ此の數事は皆五藏 中に蘯するの時に暴作するなり。良工は之を取る。拙き者は疑殆すと。扁鵲乃ち弟子・子陽をして鍼を砥石に厲せしめ、以て外の三陽五會を取る。聞く有りて太子蘇る。乃ち子豹をして五分の熨を爲り、八減の齊を以て和して之を煮、以て更々兩の脇下を熨せしむ。太子起坐し、更に陰陽に適す。但だ湯を服する二旬にして故に復す。故に天下盡く扁鵲を以て能く死人を生かすと爲す。扁鵲曰く、越人は能く死人を生かすに非ざるなり。此れ自ら當に生くべき者なり。越人能く之をして起たしむるのみと。

第2章　三つのシーン

　扁鵲のこの説話は古来、知らない人がいないほど有名であり、さまざまな角度から議論されてきた。しかし、現代に生きる我々に投げかけるこの説話の意味をここで今ひとたび考えてみようと思う。説話の中の三つのシーンに注目する。

第 1 節　中庶子との対話

　扁鵲は、一箇所に定着して治療活動する定住医ではなく、あちこちを旅しながら治療をする遍歴医であった[2]。それは当時、扁鵲以外の多数の治療師にも共通な活動形態であったであろう。どこにどんな治療技法や医療思想が存在しているのか、分布構図全体がつかめない時代にあって、人々の評判や知人の紹介をつてに自分の脚で旅をして現地に行き、実際に触れてみるより方法がなかったのである。治療師になろうと志を立ててのちは、各地に埋没している〈治療世界〉に暗中摸索しながら接触を試みる旅が始まる。それはいつ完成するともわからない。未完成なまま生涯を終えるかもしれない。それを承知でなおも医師たちは旅を続けたのである。

　扁鵲は虢という国を訪れた[3]。町をあげて「治穣」（平癒の祈願）をしている。そこで御殿まで行き、門士に事情を尋ねた。医師の来訪に門士は中に報告に入った。報告を受けた上司の内に医療に詳しい者がいた。官名は中庶子と言う[4]。中国の知識人は思想・文学・技術などそのジャンルに拘わらず知的刺激を求めて読書する。従ってさまざまな領域に通じている。彼らの頭脳裏はむしろジャンルの区別がない「知識の煎薬鍋」と言ったほうがよい。だから医療に関する知識を身に具えているのはごく自然なことであった。ここで登場する中庶子は姓名が記されていないが、相当の知識人であったことであろう。遍歴の医師が訪ねて来たとの報告を受け、自分の医学知識と比較してみたいと思ったかも知れない。ここにこの中庶子と扁鵲、二つの異質の〈治療世界〉が接触することになる。

太子はいかなる病であったかと問う扁鵲に対して、中庶子は一気に説明する。「太子さまの病は血気の運行が不規則となり、交錯して発散できず、外部に暴発し、それで体内に損傷を与えたのです。清純な気は邪気を抑えきれず、邪気は蓄積して排出不能となり、そのため陽気の機能が緩慢に、陰気の機能が急激になり、突然上昇して死に至ったのです。」中庶子は身に付けた医学知識によって彼なりに理路整然とした機序説明をしている。主君の継嗣が亡くなったという衝撃的な出来事を彼は彼としてまず自分にそして扁鵲にも納得させようとしているようである。

　亡くなってまだ半日も経っておらず、納棺前であることを知った扁鵲は大胆にも言う。「私は治せます。」これは中庶子への医学的挑戦でもある。しかし、扁鵲は虢に至るまでの遍歴の過程で類似の症例を知りもし、その治療方法も用意ができていたのであろう。それにしても、万一治せなかった場合の責は死をもって償うことになる。これは扁鵲が治療師生命を賭けた捨て身の行為である。

　当然の成り行きとして中庶子は反論を開始する。その言葉は扁鵲に対する嫌悪を含んでいる。「先生は私を誑かそうとしておられるのでしょうか。何を根拠に太子さまが生き返るとおっしゃるのですか。上古の名医・俞跗ならばできもしましょうが、そうでない限り無理だということは幼い子供にでもわかりますよ。」けれども、扁鵲は言う。「あなたの医術は、細い管で天を見たり、狭い隙間から中の文様を見たりするようなもの。私の医術は、脈を診たり、体表の色を見たり、体音を聴いたり、体を調べたりするまでもなく、病根のありかがわかるのです。外部の様子から内

部の様子が推察できますし、内部の様子から外部の様子が説明できます。病の兆候は体表に現れるものです。しかし、大きな苦労をしなくても病状を見極めることはたやすいことですが、言葉で詳細に言い表すことはできないのです。」ここは古来いろいろな解釈がなされているくだりであるが、扁鵲が自分が病を全体的に捉えることから出発していることを主張していると取りたい。彼の治療は「全体から部分へ」の方向であり、これが中庶子（をはじめとする圧倒的多数）の「部分から全体へ」の方向と正反対である。細部の分析を積み重ね、理論・理屈によってそれらを組み立ててゆけば、やがては〈病〉の全体が見渡せる頂点に到達できると考えるのは学問的に誰でもが辿る思考過程である。しかし、扁鵲は自説を述べる。それでは〈癒〉にならない。医療は前者でなくてはならない。患者を救おうという強烈な意思があって、患者の抱える〈病〉の全体をまず見据える。そののち、治療上の必要に応じて各部各所の分析を行ないつつ、同時に治療を進行してゆく。「全体から部分へ」、この方向に従って初めて太子蘇生が実現しうる、それは言葉を換えれば「〈癒〉のベクトル」とでも言うべきものである。畢竟、扁鵲の視線は虢の国の医学思想の〈病〉までも見据えているのではないだろうか。

　扁鵲はなおも言う。「あなたが私の言うことを誠ではないと思われるのでしたら、ためしに太子を診察しなおしてみてください。太子の耳たぶに気血が流れる音、鼻孔が気血で張る音を聴いてください。両股を陰部までなでてゆき、まだ微かに温かなのを感じてください。」言葉にしては言わないが、「あなたがたはそういう診察をしましたか」と言ったも同然である。扁鵲は虢の国の

扁鵲の〈治療世界〉　61

診断方法が間違っていると鋭く突いたのである。これには中庶子も相当の衝撃を感じたことだろう。中庶子は太子の病気の実態のみならず、自国の医学の根本的誤謬を知ったのである。しかしながら、中庶子は扁鵲との論戦の勝敗を最重要と考えなかった。初対面とは言え、ここまで旅して辿り着いた扁鵲が、大事な太子が甦る可能性を秘めて眼の前にいる。自分のプライドを捨てたこの知識人は御殿に入り、虢の殿様に事の次第を報告して指示を仰ぐ。司馬遷がその報告のシーンを描写していてくれたなら、後世の我々はもっと鮮明にこのくだりの持つ意味が理解できたであろう。しかし、中庶子と虢君の対話の一切は想像の彼方にある。それを読者の自由に委ねるところに司馬遷のねらいがあるとも思える。

第2節　虢君との対話

　虢君は中庶子より報告を受けるや直ちに中門までみずから足を運んだ。一国の当主が一介の医師を門まで出迎えに出る。普通にはありえないことである。それほどまでにこの君主は扁鵲に期待したのである。そして言う。「先生のご高名は久しい以前からうかがっておりますが、未だお目にかかれずにおりました。幸いにも先生がこの小国においでになり、息子のことを気にかけてくださったこと、田舎の小徳者の私にとりましてこれ以上の幸せはございません。」考えられる限りの謙譲である。「先生がいらっしゃればこそ息子も生き返りましょう。先生がいらっしゃらなければ、死体は溝に捨てられ、バラバラになり、永遠にこの世に生まれ直すことがかないませんでしょう。」そう言うや、涙は込み上げ

嗚び泣くのであった。これは君主の姿ではない。子を亡くさんとする父親の哀れな姿、それ以外の何者でもない。

　面相の変わるほど泣き崩れる虢君に、扁鵲は直面する〈病〉の全体像がはっきり見えた。扁鵲の眼には三層の患者が見えるのである。一つはもちろん太子。二つは錯乱する虢君、三つは虢国医学。この「〈病〉の重層構造性」を明確に把握した扁鵲は、まずは眼前に取り乱す虢君に〈癒〉の手を差し伸べる。扁鵲は真っ先に断言する。「太子さまのご病気は所謂、尸厥というものです。」この時に至るまで、虢君をはじめとする人々は太子の病名がわかっていなかったであろう。身体に異状が発生し、あれよあれよと言ううちに悪化して、やがて息をしなくなる。息子を救うすべもなくうろたえるばかりの自分に歯がゆかったであろう。病気が息子の命を蝕むさまを見ていること自体が苦痛であったろう。しかもその病気の正体がわからない。名前のわからない敵と格闘するようなものである。それが二重の苦しみとなっていた。扁鵲はまず病名を告げる。そのことによって、父親の苦しみの外郭は消え去った。一瞬にして心が軽くなったであろう。無論、病名がわかれば回復が約束されるわけではないが、敵の姿がはっきり映像を結んだのである。どれほどの安堵を得たことであろう。扁鵲のこの最初の一言は医師としてのほとんど直観的なものであったかもしれないが、この一事をとってみても扁鵲が名医と言われるのがわかる。

　続いて、扁鵲は尸厥の機序を説明する。「そもそも陽気が陰気に入って胃を乱し、経脈・絡脈に連鎖し、それが分かれ伝わって三焦・膀胱にまで下ります。それで陽脈が下に落ち込み、陰脈が

先を争って上に上り、陰陽二気の集まるところが塞がって流通しなくなるのです。そうすると、陰気が逆上して陽気が内行し、体の下部や内部では鼓動するのみで作動せず、上部や外部と隔絶して機能が果たせなくなります。上には陽気を隔絶する絡脈があり、下には陰気を破壊する経脈があり、陰気を破り、陽気を絶っていますので、顔色も失われ脈が乱れているのです。ですから、見かけは静かで死んでいるように見えますが、太子さまはまだ亡くなってはおられません。」説明の最後はきっぱりとした断言であった。扁鵲の言いたいことは太子が死んではいないというただそれだけであった。

　この説明中に使われる〈陰陽〉〈内外〉〈上下〉などの概念は中庶子による説明とほぼ同じと看做してよいだろう。ではどこが違うのか。それはこうした概念群を組み立てる方向が異なるのである。扁鵲は太子の病名を告げてまず安心を与えたうえで、その機序を大まかなところから、細かなところへと説明している。聴き手の虢君が吸収できる範囲で納得しやすいように説得している。他方、中庶子は概念群を配置して理論的説明を打ち立てようとしていた。仮にこの中庶子のやりかたで扁鵲が虢君に説明をしはじめたならば、閉塞した心に、その理解はさらなる負担となってのしかかるであろう。「太子さまは亡くなってはいません。」扁鵲はただそれのみを虢君の心に伝えたい。スイッチをいれて明かりを灯すだけで事は済むのである。まずは明るくするだけで足りる。「そもそも陽気が陰気に入り、臓器をさえぎりとどめた場合は死にません。陰気が陽気に入って臓器をさえぎりとどめた場合は助かりません。」これは現代風に言い換えれば、「上水道の水が下水

に混じっても問題はありませんが、下水が上水に混じったら大変です」ということになろうか。これなら心の塞いでいる人にも理解できる。「およそ、こうした一連のことはすべて五臓の中で陰陽二気が逆流した時に急に起きる発作です。すぐれた医師はそのように考えます。下手な医師は疑います。」中庶子を代表とする虢国の医学を批判しているようである。医学そのものが間違っているから今回のようなことが起きるのであると。

　虢君は見事に立ち直った。扁鵲は治療の最初に虢君の心理ケアを行なったのである。そしてそれは成功した。けれども虢君のさきほどまでの狼狽が消えたとすら司馬遷は書いてない。直ちに太子の治療が開始されるさまが描写されてゆく。そうした書きぶり自体が虢君の治療に成功したことの証しである。もしかしたら、この父親は君主であることも忘れ、太子の治療を援護したかも知れない。「おまえは湯を沸かせ」、「おまえは薪を持って来い」、「おまえは扁鵲先生の汗をお拭きしろ」…。司馬遷の筆は読者に想像の楽しみを与えてくれている。

第3節　太子への治療

　いよいよ扁鵲が太子の治療を開始する。今に伝わる数ある扁鵲の説話のなかで、ほとんど唯一と言える具体的な治療行為記録である。他の説話は、扁鵲が会話を交わすもの、診察のみであるもの、もしくは扁鵲が関わる比喩などである[11]。

　さて扁鵲はまず子陽に鍼を砥石で研がせ、その鍼で三陽五会の経穴[12]を刺す。子陽とは扁鵲の弟子の名である。扁鵲は弟子を伴う遍歴医であった。その旅程のいずこで門弟となることを許したの

か、どういう経緯であったのかは知る手掛かりが残されていないが、日を追うに従って名声を博していく扁鵲に、患者ばかりではなく、医学を志す人々が尊崇のまなざしを向けないはずがない。扁鵲の弟子になりたい者は数知れずいたことであろう。入門を懇願しても許可されない者がたくさんいたであろう。弟子になるには相当な倍率を勝ち残る必要があったことであろう。そのあたりも読者の想像の楽しみの範疇にとの司馬遷の考えがあったのか、何らの記述もない。『史記』では直後にその名が出る子豹と合わせて二人である。[13] 子陽と子豹は、どちらが上位であるか、俄かには断定しかねるが、扁鵲の弟子を志願する者たちの順位の第一位・第二位であったであろうことは間違いがない。扁鵲の弟子の座を確保・維持する者であるからには、自らを扁鵲の意思の延長線上に置き、師の指示が発せられるより遥か以前に行動を起こさなければならない。そうしてこそはじめて師から信頼を得てやがては秘伝を継承できる。司馬遷は「使」(しむ)の字を用いた使役形によって、扁鵲が彼ら弟子たちに次々と指示を与え、動かしているように描写してはいるが、実際には弟子たちが率先してきびきびと補助をしていたことであろう。ここにみられるのは師弟一体の治療活動である。

　しばらくすると太子が息を吹き返した。そこでもう一人の弟子・子豹が「五分の熨」を作り、「八減の斉」と合わせて煮て、太子の脇の下に押し当てて、冷めるとまた取り替え取り替えして暖める。薬剤の成分など詳細は一切不明ではあるが、扁鵲と弟子たちがぴったり息の合った治療活動をする様子がありありと伝わってくる。太子は病床に起き上がって座れるようになった。そのの

ち扁鵲たちは太子の陰陽の二気を整え、二十日間に亘り煎薬を飲ませて、太子は本復に至る。ここでも陰陽の調整方法や煎薬の処方構成など具体的なことはわからない。わからないが、扁鵲の医療技術が虢国のそれを凌駕していることが明瞭に描かれている。周囲の人々の驚きは絶大であり、それは扁鵲が死人をも蘇生できる神異の医師であるという誇大な絶賛に直結する。けれども扁鵲は言う。「私は死人を甦らせることができるわけではありません。太子さまはもともと生きていらっしゃった。私はただ太子さまが立ち上がれるようにしてさしあげただけです。」自分の医療は呪術・魔法ではない。整合性のある理論にもとづいている。だから今回の回復は何ら不思議なことではない。扁鵲はそう言いたいのであろう。扁鵲の〈治療世界〉はあの時代なりの立派な「科学」であった。マジックではなくサイエンスであった。そのような扁鵲自身による冷静な主張でこの蘇生説話は締めくくられる。

おわりに

　春秋・戦国時代の中国医学史を語るときに忘れてはならない存在、扁鵲の構築した〈治療世界〉に関して、その数ある説話のなかでも「虢太子蘇生説話」に焦点を絞り、その三つのシーンを考察してみた。中庶子との対話に見られる「〈癒〉のベクトル」、虢君との対話に見られる「〈病〉の重層構造性」、太子への治療に見られる「師弟一体の治療活動」と「非魔法の科学的医療」。これらのいずれをとっても現代に生きる我々に斬新で強烈なインパクトがある。扁鵲の説話それ自体が我々を癒す力を持っていると言え

るであろう。

　本稿はこれまでの諸賢の研究蓄積のうえに立ちつつも、言葉の細かい詮議はひとまず置いて、「虢太子蘇生説話」を通して扁鵲の〈治療世界〉を垣間見ようとしたものである。そのため文学的な視点から史料を読もうとした。それは、後世の治療師をはじめとする人々の心のなかに生きて存在するのは、史実としての扁鵲ではなく、文学としての扁鵲であるから、すなわち扁鵲の説話そのものに〈癒〉の力があると考えるからであった。

Ⅱ　斉桓侯望診説話
　　　　せいのかんこう

はじめに

　扁鵲は諸国を旅して巡りながら治療活動を行ない、独自の〈治療世界〉を構築した。しかし、彼の生きた時期を特定することは難しい。今に残る彼のさまざまな説話には春秋時代から戦国時代にまたがる約四百年の年代幅がある。史実を見極めようとすれば不明なことばかりで、学術研究の対象として適するものとは言いにくい。けれども、彼の〈治療世界〉は二千年以上の時を超えて今もなお魅力をもっている。それは何故なのであろうか。本稿は彼に関わる「斉桓侯望診説話」を取り上げてその考察を試みるものである。仮にこの説話がまったくの虚構であってもよい。また最大限の譲歩をして、扁鵲なる人物が実は存在しなかったということが将来のある日に証明されたとしても、それでもかまわない。彼の、否、彼のみならずすべての〈治療世界〉は虚構のなかにも架空のなかにも厳然と存在し、我々を癒す力を有しているのであるから。

第1章　『史記』に見る斉桓侯望診説話

　扁鵲の説話でまとまったものと言えば『史記』扁鵲倉公列伝である。そのなかにある「斉桓侯望診説話」の概要は次のようであ

る。ある時、扁鵲が齊に立ち寄り、桓侯を診察して病気の存在を奏上する。しかし桓侯は病気ではないと言う。その後、日をおいて扁鵲が診察するごとに病気の位置が深くなってゆく。それでも桓侯は相手にしない。最後には扁鵲は離れて桓侯を眺めただけで立ち去る。やがて、桓侯に自覚症状が出るが、扁鵲は既に齊を發った後であった。そして桓侯は亡くなる。次に、原文の書き下しによってもう少し詳しく吟味することにする。

『史記』扁鵲倉公列傳[14]

　扁鵲　齊に過ぎる。齊の桓侯　之を客とす。入朝し見えて曰く、君　疾有り。腠理に在り。治せずんば將に深からんとすと。桓侯曰く、寡人　疾無しと。扁鵲　出づ。桓侯　左右に謂ひて曰く、醫の利を好むや、疾まざる者を以て功と爲さんと欲すと。後五日、扁鵲　復た見えて曰く、君　疾有り。血脈に在り。治せずんば恐らく深からんとすと。桓侯曰く、寡人　疾無しと。扁鵲　出づ。桓侯　悦ばず。後五日、扁鵲　復た見えて曰く、君　疾有り。腸胃の閒に在り。治せずんば將に深からんとすと。桓侯　應へず。扁鵲　出づ。桓侯　悦ばず。後五日、扁鵲　復た見ゆ。桓侯を望見して退き走る。桓侯　人をして其の故を問はしむ。扁鵲曰く、疾の腠理に居るや、湯熨の及ぶ所なり。血脈に在るは、鍼石の及ぶ所なり。其の腸胃に在るは、酒醪の及ぶ所なり。其の骨髓に在るは、司命と雖も之を奈何ともする無し。今、骨髓に在り。臣　是を以て請ふ無きなりと。後五日、桓侯の體病む。人をして扁鵲を召さしむ。扁鵲　已に逃れ去る。桓侯遂に死す。

以上が原文の書き下しである。冒頭に斉の桓侯とあるが、春秋時代から戦国時代初期にかけての姜姓斉にも戦国時代初期以降の田姓斉にも桓侯は存在しない。ここからすでに壁にぶつかるのである。桓公ならば姜姓斉に第十六代・桓公小白（在位：前685〜前643）、田姓斉に第三代・桓公午（在位：前374〜前356）と二人存在する。ところが『史記』扁鵲倉公列伝には扁鵲が趙鞅（おう）（？〜前463、趙簡子）が人事不省の状態にあった時、その夢解き（ゆめとき）をする「趙簡子夢解説話」が採録されているので、これを勘案すると年代考証は挫折する。

　疑問を残したまま史料文脈の先に進まざるを得ない。桓侯は扁鵲を食客として迎えた。そして最初の謁見の時、扁鵲は桓侯の病根が「腠理」にあると診断した。診断方法がどういうものであったかは明記されていない。これも『史記』にある「長桑君邂逅説話」では、若い頃の扁鵲は秦越人と名乗っていた。そして長桑君なる人物から秘薬を授かり、それを飲んで病根の所在がわかるようになった、とされている。もしそうであれば扁鵲は〈病〉の全体をつかんだうえで施療する。つまり彼の〈治療世界〉の根本は「全体から部分」へという方向性であったということになる。それは扁鵲以外のほとんどの治療家の〈治療世界〉とは逆のものである。そういう解釈の延長線上にこの話を考えるなら、扁鵲は望診の達人であることになる。表向きには「見える」とは言わず、「わかる」と言っていたのであろう。そして脈診などを補助的に行なったと考えられる。だから桓侯の病根が「腠理」にあると明言できたのであろう。「腠理」が現代医学で言うどの部位かは明瞭ではないが、ここで治療しないと深くに進むと扁鵲は付言して

いる。そこから逆算すれば「腠理」とは人体表層もしくはごく浅い部位と推測ができる。しかし、この奏上にも拘わらず、桓侯は自分に病気は無いと言う。扁鵲は病気の有る無しの問答を避け、あっさりと退出した。桓侯は側近に医者は病気でもない人を無理矢理に患者にして横暴だと苦言する。この当時はそういう営利主義の偽医者が横行していたのであろう。諸子百家のすべてが第一級の知識や技術を持っていたとは限らない。便乗組もいた。扁鵲はそうした類の人とされてしまったわけである。

　それから五日後、とある。その間は客人として厚遇されていたのであろう。かつては自身も食客達の宿泊所を管理する職務に就いていた彼である。それから何年の歳月が流れたかはわからないが、過去の自分を思い返し、感無量の数日を過ごしたことは容易に想像できる。そして二度目の謁見となる。扁鵲は病根が「血脈」にまで進んでいることを申し上げた。ここで治しておかないと更に深くなるとの予測も加えた。しかし、桓侯は病気ではないと言う。扁鵲が退出すると桓侯は不愉快を顔に示した。

　それからまた五日後、三度目の謁見である。扁鵲は病根が「腸胃の間」にあると見た。文字通りに腸と胃の間と解釈するのか、広くとって内臓と解釈するのか説が分かれる箇所であるが、病根が深くなっていることは異論がないだろう。けれども今回は桓侯は口さえもきかない。扁鵲が退出した後、桓侯はやはり不愉快な面持ちであった。それは前回に同じである。

　そしてまた五日後に四度目の謁見となる。ここまでで少なくとも半月の日数が経過している。桓侯は扁鵲に会うたびに愉快でなくなってゆくが、それでいて扁鵲を追放しないのは、それだけ扁

鵲を名医として高く評価していたからであろう。ともあれこの四度目の謁見では扁鵲は桓侯を離れて見た途端に向きを変えて小走りに退出した。訝しく思った桓侯が臣下に追わせた。追いついた臣下に扁鵲が説明をする。

「病根が「腠理」にあれば「湯熨」で治療できます。「湯熨」とは煎じ薬や貼り薬を指すのであろう。「血脈」にあれば「鍼石」で治療できます。「腸胃」にあれば「酒醪」つまり清酒や濁酒で治療できます。しかし「骨髄」にまで至ると、司命（＝命を司る神）であってもどうすることもできないのです。既にご主君さまの病根は骨髄に達しています。それで私は治療をさせてくださいとは申しませんでした。」これが扁鵲が治療を断念した理由の説明である。扁鵲には桓侯の病根が身体の表層から深層へと進行するのが見えていた。そして「腠理」から「腸胃」までの範疇であれば治療可能であり、「骨髄」に入れば治療不可能であると明瞭に峻別していた。どんな病気も治せますとは言わない。自分の限界、自分の〈治療世界〉とその外との境界を明確に把握していたのである。[16]

さて、それからまた五日すると桓侯に自覚症状が出た。そこで家臣に命じて扁鵲を迎えに行かせたが、扁鵲は早々に逃げ去っていた。そのまま桓侯は死ぬ。

第2章　『韓非子』に見る蔡桓公望診説話

前章とほぼ同一の内容の説話が『韓非子』にある。

『韓非子』喩老[17]

　扁鵲 蔡の桓公に見ゆ。立つこと 間(しばらく) 有りて、扁鵲曰く、君 疾有り。腠理に在り。治せずんば將に恐らくは深からんとすと。桓侯曰く、寡人 無しと。扁鵲 出づ。桓侯曰く、醫の好みて病まざるを治し、以て功と爲すなりと。居ること十日、扁鵲 復た見えて曰く、君の病は肌膚に在り。治せずんば將に益々深からんとすと。桓侯 應へず。扁鵲 出づ。桓侯 又悦ばず。居ること十日、扁鵲 復た見えて曰く、君の病は腸胃に在り。治せずんば將に益々深からんとすと。桓侯 又應へず。扁鵲 出づ。桓侯 又悦ばず。居ること十日、扁鵲 桓侯を望みて還り走る。桓侯 故(ことさ)らに人をして之を問はしむ。扁鵲曰く、疾の腠理に在るは、湯熨の及ぶ所なり。肌膚に在るは、鍼石の及ぶ所なり。腸胃に在るは、火齊(くわせい)の及ぶ所なり。骨髓に在るは、司命の屬(かか)る所、奈何ともする無きなり。今、骨髓に在り。臣 是(ここ)を以て請ふ無きなりと。居ること五日、桓侯 體痛む。人をして扁鵲を索(もと)めしむ。已に秦に逃る。桓侯遂に死す。故に良醫の病を治するや、之を腠理に攻(をさ)む。此れ皆 是を小なる者に爭ふ。夫れ事の禍福も亦た腠理の地に有り。故に曰く、聖人は蚤(はや)く事に從ふと。

　話の流れは『史記』と同じと見てよい。ただ両者の間に異なる箇所が散見される。考察を箇条にする。
① 『史記』が国名を「斉」とするのに対し、『韓非子』では「蔡」となっている。蔡は現在の河南省上蔡県の西南に位置していた。その爵は侯であるから冒頭の「桓公」は誤記であって、

それ以降の「桓侯」が正記である。けれども（注15）でも触れたが、）蔡桓侯は在位が前714〜前695であるので扁鵲の他の説話との時代の齟齬が甚だしい。

② 『史記』では謁見と謁見の間隔がすべて「五日」であるのに対し、『韓非子』では「十日」となっていて、第四回の謁見から自覚症状が出るまで、これのみが「五日」となっている。史料としては『史記』よりも『韓非子』のほうが古いが、『韓非子』にも成書過程での変容があり、また、比喩としての創作性もあるので、古いから史実により近いとの速断は危険であろう。

③ 『史記』では病根が「腠理→血脈→腸胃→骨髄」と所在を深めてゆくのに対し、『韓非子』では「腠理→肌膚→腸胃→骨髄」となっている。「腠理」は現代の我々には「肌のきめ、皮膚のすきま」という語感があるので、現代で同じような意味をもつ「肌膚」と並用すると内容の重複があるように思えるが、「腠理」は外界に向けて開閉する窓、「肌膚」はそれより内部と捉えていたと考えれば、この順で並べて不合理ではない。

④ 『史記』では病根の所在部位による対処法の使い分けが、「腠理…湯熨、血脈…鍼石、腸胃…酒醪」であるのに対し、『韓非子』では「腠理…湯熨、肌膚…鍼石、腸胃…火齊」となっている。「火齊」については「齊」は「剤」であるとするのが通説であるが、「火」の解釈は諸説あって一定しない。

⑤ 『史記』では「其の骨髄に在るは、司命と雖も之を奈何ともする無し」とあって「司命であってもどうにもできない」と

取れるのに対し、『韓非子』では「骨髄に在るは、司命の属る所、奈何ともする無きなり」と訓ずれば、「司命の範疇であって人にはどうにもできない」と取れる。司命の職域に違いがあるが扁鵲が自分の治療範疇ではないと考えていたということでは大差がない。

⑥『史記』では自覚症状は「病む」とあるのに対し、『韓非子』では「痛む」となって、症状が特定されている。

⑦『史記』では扁鵲の逃避行の行き先が不明瞭であるのに対し、『韓非子』では「秦」と明記されている。(この点、後述する。)

以上が『史記』と『韓非子』の記載内容の主な相違である。また、『韓非子』は更に末尾に、ものごとは初期の小さいうちに処理するのが良い、という意味の教訓を付加している。こうした書きぶりは「〈喩〉から〈論〉へ」、つまり、まずわかりやすい喩えを述べて、その後に本論に入るという彼の説得技法に共通することである。『史記』に比べて古くに書かれたものだけに史実をより精確に記録している可能性もあるが、反面、「〈論〉のための〈喩〉」として扁鵲のこの話を使っているのであるから、史実から距離のある脚色性も考慮して扱わねばならないだろう。

第3章　『新序』に見る斉桓侯望診説話

もう一つ史料がある。それは『新序』である。前漢の劉向(前77〜前6)が編集したものであるから、『史記』よりも後に位置する。以下に採録する。

『新序』雜事[22)]

　扁鵲　齊の桓侯に見ゆ。立つこと間(しばら)く有りて、扁鵲曰く、君　疾有り。腠理に在り。治せずんば將に恐らくは深からんとすと。桓侯曰く、寡人　疾無しと。扁鵲　出づ。桓侯曰く、醫の利を好むや、疾まざるを治し、以て功と爲さんと欲すと。居ること十日、扁鵲　復た見えて曰く、君の疾は肌膚に在り。治せずんば將に深からんとすと。桓侯　應へず。扁鵲　出づ。桓侯　悅ばず。居ること十日、扁鵲　復た見えて曰く、君の疾は腸胃に在り。治せずんば將に深からんとすと。桓侯　應へず。扁鵲　出づ。桓侯　又悅ばず。居ること十日、扁鵲復た見ゆるに、桓侯を望みて還り走る。桓侯　人をして之を問はしむ。扁鵲曰く、疾の腠理に在るは、湯熨の及ぶ所なり。肌膚に在るは、鍼石の及ぶ所なり。腸胃に在るは、大劑の及ぶ所なり。骨髓に在るは、司命の奈何ともする無き所なり。今、骨髓に在り。臣　是(こ)を以て請ふ無きなりと。居ること五日、桓侯　體痛む。人をして扁鵲を索(もと)めしむ。已に逃れて秦に之く。桓侯遂に死す。故に良醫の疾を治するや、之を腠理に攻む。此れ事は皆　之を小なる者に治す。夫れ事の禍福も亦た腠理の地に有り。故に聖人は蚤(はや)く事に從ふ。

　一見してわかるように、これは『韓非子』とほぼ同内容である。『韓非子』との大きな相違点は、『韓非子』では「火齊」とあるのに対して、『新序』では「大劑」としているところである。そして、この語は現行『黄帝内経』には見当たらない。「薬効絶大な調合薬」というような意味であろうか。

扁鵲の〈治療世界〉　77

歴史的には『韓非子』→『史記』→『新序』と並べるのが通説となっているが、『新序』の作者・劉向（前77〜前6）が時代的に近接する司馬遷（前145〜前86）の『史記』に依らずに『韓非子』を引用した形になっているのは、劉向が朝廷に集積された先秦古書の校定に尽くした人物であったために『韓非子』の記述内容を高く評価したのであろうと思われる。

第4章　扁鵲の望診説話が意味するもの

第1節　扁鵲を潰そうとする勢力

　扁鵲のこの望診説話には前掲のように三つのパターンがあった。互いに各所に相違があるが、この説話が何を意味するのかを考えたい。さらっと読めば、医師が病気のあることを告げたのに患者がそれを信ずることなく、その結果、治療は行なわれず、患者が落命した、そういう話である。しかしながら、扁鵲が診察するごとに病根の所在がより深く変化するのは単なる偶然とは考え難い。謁見は、『韓非子』では十日の間隔であった。『史記』では五日、『新序』では十日であった。そのたびに　腠理→肌膚・血脈→腸胃→骨髄　と病根は深くなっている。変化があまりにも規則的で、いかにも不自然である。歴史に憶測は禁物であろう。しかし説話に解釈は可能であろう。この説話は、扁鵲の〈治療世界〉が危機に曝されたことを示しているのではないだろうか。なんらかの作為が背後にあったのではないだろうか。間隔が五日であったか、十日であったかは重要ではない。第一回の謁見からタイミ

ングよく病根の深行が始まってゆくのは人為が働いていた可能性がある。桓侯に敵対する勢力が存在し、桓侯を亡き者にしようと画策した。そうであれば、おそらくは漸進性の毒物によるものであろう。そのことを扁鵲は診察して知った。そして、もしも桓侯の治療を始めたとしても、もはや手遅れであると気づいた。手遅れの治療が桓侯の死亡で終われば、その責任は治療師に押しつけられることになり、きっと自分は処刑されるであろう。つまりこれは、桓侯のみならず、自分をも抹殺せんとする何者かの仕業に違いない。扁鵲は政治界の事件と医療界の事件が二重に仕組まれていることを知った。扁鵲の望診は己を潰そうとする勢力の存在を見据えたのである。そういう解釈の余地があるのではないだろうか。

第2節　斉から秦へ、それから

　扁鵲は己の治療可能な範疇をわきまえていた。如何なる病気も治せると誇張喧伝する医師ではなかった。桓侯の病根が既にその境界を越えて骨髄に達している以上、今さら治療を開始しても及びはしない。しかも、どうやらこれは桓侯を殺そうとする勢力とこの扁鵲を潰そうとする勢力の結託して仕組んだことにほかならない。そのように判断した扁鵲はすばやく斉の国を逃れ出た。『韓非子』には「秦に逃る」、『新序』には「逃れて秦に之く」とあり、その逃避行の目的地が秦であったことが明記されている。

　逃げるのであれば可能な限り遠くに、可能な限り早く逃げるのが鉄則である。そこに東辺の斉から西辺の秦へと逃避ルートが描かれることになる。この説話の時代がいつごろのものかわからな

いが、春秋時代に乱立した諸侯は、戦国時代に入るとそれぞれが王を称するようになり、とりわけ斉・楚・秦・燕・韓・魏・趙の七雄の国力が大きくなるが、次第に東の斉と西の秦の二極構図の様相を呈してゆく。[23)]それ故、中間の国に逃げ込んでも守りきってはくれない。両端の大国にとっては、その者を渡せと、侵略の口実に使える。秦からの逃亡を図る者は斉をめざすことになる。その逆の方向も然りである。ここに秦から斉へと亡命をした人物のことを記した記事がある。

　○甘茂(かんぼう) 秦を亡げ、且(まさ)に齊に之(ゆ)かんとし、關(くわん)を出でて蘇子に遇ふ。曰く、君 夫の江上の處女を聞けるかと。蘇子曰く、聞かずと。曰く、夫の江上の處女に 家貧にして燭無き者有り。處女相ひ與(とも)に語り之を去らんと欲す。家貧にして燭無き者 將(まさ)に去らんとして處女に謂ひて曰く、妾 燭(せふ)無きを以ての故に常に先づ至りて室を掃(はら)ひ席を布(し)く。何ぞ餘明の四壁を照らす者を愛(を)しむや。幸ひに以て妾に賜ふとも、何ぞ處女に妨げあらん。妾自ら以ふに處女に益有りと爲(おも)す。何爲(す)れぞ我を去るやと。(『戰國策』秦策[24)])

戦国の世、秦の昭襄王(在位:前306〜前251)に仕えた相・甘茂は讒言に身の危険を感じて秦から斉へ亡命しようとした。そして、函谷関を出たところで縦横家・蘇代に遇い、長江のほとりに暮らす乙女の喩えをもって亡命に理解を請うたのである。乙女たちの集まりに灯火を持参することのできぬ一人の貧しい乙女は仲間はずれにされそうになり、「灯火の代わりにいつも早く来て集まりの仕度をしている私に、室内を照らす明かりの余光を恵んでくださってもみなさんに損はありますまい。どうして私にもう来

るなとおっしゃるのですか」と述べる。甘茂は貧しい乙女のこの言葉を引いた後、「私はあなたのために室を掃い、席を布くようにしますから、どうか私を見捨てないでください」と蘇代を説得して亡命は成就したのであった。

扁鵲はこれとは反対の方向に逃亡を図ったのである。『韓非子』と『新序』は逃亡の目的地を秦と記すのみであるが、『史記』には続いて次のように書かれている。

> ○扁鵲の名 天下に聞こゆ。邯鄲に過ぎる。婦人を貴ぶを聞き、卽ち帶下の醫を爲す。雒陽に過ぎる。周人の老人を愛するを聞き、耳目痺の醫を爲す。來りて咸陽に入る。秦人の小兒を愛するを聞き、卽ち小兒の醫を爲す。俗に隨ひ變を爲す。(『史記』扁鵲倉公列傳)

「よぎる」と訓読するこの「過」は「よこぎる」、つまり「横に切る」の意である。通過するのであるから、目的地ではないことを明示している。それに対し、「入」は「いる」と訓読するから、ここが目的地であるとわかる。扁鵲は 邯鄲→洛陽→咸陽 というルートを辿ったと読み取れる。しかし、これは単に斉の追っ手を逃れるためだけのものではなかった。行く先々でその土地の風土に合わせた治療を行ないつつの旅であった。春秋時代は衛の都であり、戦国時代は趙の都となった邯鄲では婦人を大切にすると聞いて婦人の施療をした。周都・洛陽では老人を労ると聞いて耳（が遠くなったり）、目（がかすんだり）、（身体が）痺（れる老人病）の施療をした。秦都・咸陽では子供を大事にすると聞いて、小児の施療をした。各地の要望に応じた医療活動をしていっそうの名声を博したのであろう。「俗に隨ひ變を爲す。」それは、まず

扁鵲の〈治療世界〉 81

病根の所在がわかり、〈病〉の「全体から部分」へと対処できるという扁鵲特有の方向性を基盤としている。他者には容易に真似のできないことであった。

かくて扁鵲は逃避行の目的地であった秦に入った。ここにまた「秦武王受診説話」とでもいうものがある。扁鵲の説話はおよそ四百年の幅があるので、すべてが同一人物であるはずはないが、彼の〈治療世界〉を知る手掛かりにはなるだろう。以下に引用する。

> ○醫の扁鵲 秦の武王に見ゆ。武王 之に病を示す。扁鵲 除かんと請ふ。左右曰く、君の病は耳の前、目の下に在り。之を除くとも、未だ必ずしも已えず。將に耳をして聰ならず、目をして明ならざらしめんとす。君以て扁鵲に告ぐ。扁鵲怒りて其の石を投じて曰く、君 之を知る者と之を謀りて、知らざる者と之を敗（やぶ）る。此れをして秦國の政を知（つかさど）らしめば、則ち君 一擧にして國を亡さんと。（『戰國策』秦策）

このまま信じれば武王（在位：前311〜前307）の時のことになる。始皇帝による大統一のほぼ一世紀前であり、扁鵲の説話のなかでも最後尾あたりに位置する。出典の『戦国策』は『史記』より古いものではあるが、これは後続の『史記』には収録されていない。時代考証はさておくとして、この話では武王が専門家・扁鵲の診断よりも側近の進言を取り上げたため、扁鵲は石鍼を投げ捨て、国政の危うさをも指摘する。扁鵲が感情的になるのは珍しい記録である。彼が為政者である王個人の〈病〉と国の〈病〉を重層するものと見ていたことを表わしているとも言える。扁鵲は

秦にも失望したことであろう。そこは永遠の安息を与えてくれる国ではなかったのである。失意の扁鵲は秦から離れざるを得なかった[26]。

『史記』には彼の最期の様子が次のように描かれている。

　○秦の太醫令李醯(き)[27] 自ら伎(わざ)の扁鵲に如(し)かざるを知るや、人をして之を刺殺せしむ。(『史記』扁鵲倉公列傳)

「太医令」とは「太医」の長官である[28]。秦の医療分野の最高責任者が扁鵲に技量の及ばぬことを知って刺客を雇って刺殺させた、と簡潔に記している。当時、所謂『黄帝内経』は徐々に形を成しつつあったであろう。その事業を担った黄帝派が圧倒的に広がりつつあったであろうことも疑う余地はない。そうであれば秦の太医令ももちろん黄帝派であったであろう。彼らは「部分」の蓄積によって「全体」に至ろうとする。そして「全体」を象徴的に表わすのは〈天〉という概念であった。「〈天〉の医療」である[29]。それに対し扁鵲は「全体」から「部分」へと至る。「〈全(ぜん)〉の医療」である。「〈天〉の医療」の人々にとって「〈全〉の医療」は量的には問題にならないが、質的には自分たちを脅かす危険のある存在であったに違いない。こうした対立が扁鵲殺害の背景にあった、という解釈が可能である。斉の桓侯の件も或いは黄帝派の絡む画策であったのかも知れない。

おわりに

　扁鵲は斉の桓侯を望診した。そしてそこに見えたのは病める斉国の政治、そしてまた医療領域の流派対立構図であった。それを

見た扁鵲は少なくとも一刻も早く斉を離れねばならないと感じた。しかし、病める斉から遠く離れても、流派対立構図からは逃れられない。扁鵲はおのれの命の危険を覚知した。そして死を覚悟したであろう。辿り着いた秦で待っていたものは刺客であった。扁鵲は「全体」を観る。自分の命運も観えた。黄帝派の「〈天〉の医療」と扁鵲派の「〈全〉の医療」は、本来、相互に補完しあってこそ人々を病苦から救える。考え方の相違は医療の更なる向上のために昇化すべきことである。けれども、医療従事者にもさまざまな立場がある。そこに政治が複雑に絡まる。相互補完どころか対立敵対してしまっている現状は、医療の〈病〉であるとも言える。扁鵲が望診して見据えたものはそうしたものであったのかも知れない。しかし、本稿はここまでもすでにかなりの憶測をしてしまっている。新たな史料が発掘・発見されることを期待して、これ以上の推論を避けることにする。

注

1) 『史記評林』巻105による。これは明・万暦四(1572)年に刊行されたものであり、それまでの『史記』研究の集大成と言える。和刻本はすべてこれに拠っており、研究者および漢方臨床家はこれによって扁鵲のイメージを感得したのである。詳しくは、宮川浩也、「『史記』扁鵲倉公列伝研究史(上)」、『漢方の臨床』、47-10、2000年10月、及び、同、「『史記』扁鵲倉公列伝研究史(下)」、『漢方の臨床』、47-11、2000年11月を参照。

2) 「遍歴医」「定住医」という観点から扁鵲を論じたものとしては、山田慶児、「扁鵲伝説」、(同、『夜鳴く鳥：医学・呪術・伝説』、岩波

書店、1990年5月 所収)、特に「6、遍歴の掟と象徴」を参照されたい。また、これに先立ち、加納喜光、「薬王」(同、『中国医学の誕生』、東京大学出版会、1987年5月 所収)は扁鵲以前には史料に遍歴医が存在しないことを指摘し、その遍歴の地理的範囲・歴史的意義を考察している。

3)虢の位置はいまだに特定化されていない。周の武王の王弟・虢叔が建てた東虢(河南省滎沢県)は春秋時代に入る以前に滅亡している。また、王弟・虢仲の西虢(陝西省宝鶏県)は周の東遷(前770年)の際に上陽に移動して南虢となり、晋の献公により前655年に滅ぼされている。西虢から分れた北虢があったが、これも南虢より前にやはり晋によって滅ぼされた。西虢の旧地に留まり小虢を名乗った一派は前684年に秦により滅亡した。

4)周代には「庶子」「諸子」を置き、諸侯・卿・大夫の一族の戸籍を管理したとされる。「中庶子」の名称は戦国時代から使われ、秦・漢を経て呉に至って東宮職となった。

5)『史記』扁鵲伝に記される俞跗の治療方法は超人的である。意味不明の言葉が並んでいるが、要するに魔法のような方法でなければ無理だと、中庶子は言いたいのであろう。扁鵲と俞跗の関わりについては、前掲の、山田慶児、「扁鵲伝説」、殊に「3、影としての俞跗」が詳しい。

6)唐・司馬貞『史記索隠』の注(「止は語助なり。委曲具言すべからず」)によるとこのような意味となるが、同じ唐・張守節『史記正義』の注(「病を言ふは應見に有り。曲げて病の止住所在を言ふべからず」)によれば、「病は体表に現れた兆候にもとづいて議論できるのであり、理論理屈で事実を曲げて病の所在を述べることをしてはならない」となる。

7)「厥」をめぐっては、遠藤次郎ほか、「「厥」の原義とその病理観：扁鵲による虢の太子の治療の意義」、『日本医史学雑誌』、58−1、2012年3月 が詳しい。

8)「三焦」の語がはじめて用いられるのは、『史記』扁鵲伝、つまりこの箇所である。そのため医学史上きわめて注目されている。その代表的なものとして、金関丈夫、「三焦」、(同、『日本民族の起源』、法政大学出版局、1976年12月 所収)、及び、山田慶児、「三焦」(同、『中国医学の起源』、岩波書店、1999年7月 所収) が挙げられる。

9)このあたりも古来さまざまな解釈がなされ、一定していない。最も大きな問題箇所は、『史記評林』に「下に陰を破るの紐有り」とある箇所である。『史記正義』の注には「素問に云ふ、紐とは赤脈なりと」と記されているが、現行の『素問』には「赤脈」の記載がない。この部分の前にある「上に陽を絶つの絡有り」との対句関係から「紐」は「経」の誤りと考えるのが妥当であろう。誤字・脱字・衍字に加えての錯簡、それらは古典にはつきものであるが、細かい校勘はここではこれ以上触れず、全体として何を意味しているかを優先して読み継ぐことにする。

10)『史記評林』には「支蘭」という語が使われている。「支」は「ふせぐ」、「蘭」は「闌」に通じ、「さえぎる」とする。箭内亙、『国訳史記列伝』下、国民文庫刊行会、1922年、42ページを参照されたい。尚、山田慶児は「夫れ陽の支蘭蔵に入る者は生き、陰の支蘭蔵に入る者は死す」と読み、「支蘭蔵」の意味は不明としている。山田慶児、「扁鵲伝説」、188ページ。

11)『列子』湯問には、扁鵲が二人の患者に薬酒を与え、仮死状態になっている間に、両名の胸を切開し、心臓を取り替える様子が描

写されているが、扁鵲が外科領域にも優れていたことを付加潤色しようとした創作の色彩が濃い。

12) 「三陽五会」にも諸説ある。その主なものは、①「三陽五会」を「百会」とみる説。『鍼灸甲乙経』に「百会、一名三陽五会なり」とあることにもとづく。②「三陽」を「三陽脈」（太陽・少陽・陽明）、「五会」を「百会・胸会・聴会・気会・臑会(どう)」とする説。③「三陽五会」を「三陽五輸」とみて、「三陽脈」と「五輸穴」とする説。『韓詩外伝』巻 10 と『説苑』巻 18 にあるこの虢太子蘇生説話が「輸」と表記されていることを根拠とする。この問題の議論については、遠藤次郎、「扁鵲の経絡説：「三陽五会」の検討」、『日本医史学雑誌』、34－1、1988 年 1 月、及び、山田慶児、「鍼灸の起源」、（同、『中国医学の起源』）、39 ページ。

13) この部分に関する扁鵲の弟子の描写は出典によって異同がある。『韓詩外伝』巻 10 には、「子同は薬つき、子明は陽に灸し、子游は按磨し、子儀は神を反(かへ)し、子越は形を扶(たす)く」とある。また『説苑』巻 18 には「子容は薬を擣(つ)き、子明は耳を吹き、陽儀は神を反し、子越は形を扶け、子游は矯摩す」となり、人名、人数、作業内容などが異なっている。

14) 『史記評林』巻 105 による。以下、『史記』の引用は同じ典拠である。

15) 後述するが、この説話とほぼ同一の内容が『韓非子』と『新序』に記載されている。前者では「蔡桓公」「蔡桓侯」、後者では「斉桓侯」と表記されている。前者に言う蔡桓侯（在位：前 714 ～前 695）も時代が合わない。

16) 現行の『黄帝内経』素問・霊枢では「骨髄」という言葉は二十回以上使われている。そのなかで例えば、素問・移精変気論篇には

「賊風 數々至り、虚邪 朝夕し、内は五藏骨隨に至り、外は空竅肌膚を傷る。小病も必ず甚だしく、大病は必ず死する所以なり。…」とあるように、骨髄にある病気も診断・治療対象に含めている。もちろん「骨髄」に関する記述内容が『黄帝内経』成書過程で変容していることもあろうが、黄帝派は骨髄を視野に入れ、扁鵲派は埒外に置いていたという仮説が可能である。

17) 『韓非子』、台湾中華書局から引用する。
18) 『韓非子』全編を通して「血脈」という語は見当たらないので、『韓非子』の著者がこの語を避けたとは考えにくい。執筆当時、少なくとも著者の脳裏にはこの語が選択肢として無かった可能性が高い。本稿では「血脈」という語の考察はこれ以上立ち入らないが、『韓非子』の成書研究、及び中国医学史研究の双方でのキーワードであると言えよう。
19) 諸橋轍次、『大漢和辞典』、大修館書店 による。
20) 「腠理」、「肌膚」いずれも『韓非子』ではこの喩老篇の引用箇所でしか使われていない。喩老篇は『韓非子』構成諸篇のなかでは作成が遅いものであるかも知れない。因みに現行の『黄帝内経』では「腠理」は約七十回も使われる。「肌膚」は十回に満たないが、意味が近いように思われる「皮膚」「肌肉」は頻用されている。霊枢・百病始生に「虚邪の人に中るや、皮膚に始まり、皮膚緩めば、則ち深き腠理開き、開けば則ち邪 毛髪より入り、入れば則ち深きに抵り、深ければ則ち毛髪立ち、毛髪立てば則ち淅然たり、故に皮膚痛む。留まりて去らざれば則ち…肌肉に痛み、…」とある。やはり「腠理」は体外に向けて開閉する窓のようなもの、「肌膚」・「皮膚」・「肌肉」はその下の部位と看做しているように思われる。
21) 「服用すると体内が熱くなる」「熱をさます」「火で調整した」など

とさまざまである。このあたりの考察は、山田慶児、「湯液の起源」（同、『中国医学の起源』、岩波書店、1999年7月所収、第2章）、殊に「4 『史記』扁鵲倉公列伝の湯と火斉」に詳しい。
22）長沢規矩也編、『新序』、和刻本諸子大成、第2輯、汲古書院による。
23）秦の昭襄王が前288に「西帝」を称し、相・魏冄を斉に遣わして斉の湣王（ぎぜん）（在位：前300〜前284）に「東帝」の称号を贈ったこと、その後、蘇代が説得して湣王（びん）が帝称をやめたこと、昭襄王もそれに倣ったことは、周知の史実である。
24）『戰國策』台湾中華書局による。
25）吉田荘人はこのくだりを「邯鄲は歓楽の街でもあるせいか、貴婦人も娼妓も花柳病が多かった。そこで婦人科の医者になった」と説明する。吉田荘人、『中国名医列伝』、中公新書、1992年3月、13ページ。
26）青木五郎、『史記（列伝四）』、新釈漢文大系91、明治書院、2004年6月、167ページの余説に指摘があるが、王利器、《史記注訳》、四、列伝（二）、頁2219は扁鵲墓遺跡が陝西省西安市臨潼県の東北三十里（南陳村の東北隅）にあり、この地が秦から中原に通じていることから、扁鵲は咸陽から東に向かう途上で殺害されたのであろうとしている。
27）「李醯」と表記するものもある。「醯」は「醢」の俗字であるので、同一人物を指すが、いずれにせよ、姓名を記載するということはそれだけ史実性が高いと考えられる。
28）諸橋轍次、『大漢和辞典』、大修館書店 には、「太医」とは秦・漢以来の歴朝に置かれた皇帝・皇室の侍医とある。
29）「〈天〉の医療」については、本書、「黄帝の〈治療世界〉：Ⅰ 雄々

しき帝・黄帝」、及び、「黄帝の〈治療世界〉：Ⅱ 悩める帝・黄帝」を参照されたい。

○扁鵲の位置（『黄帝内経』との関係）

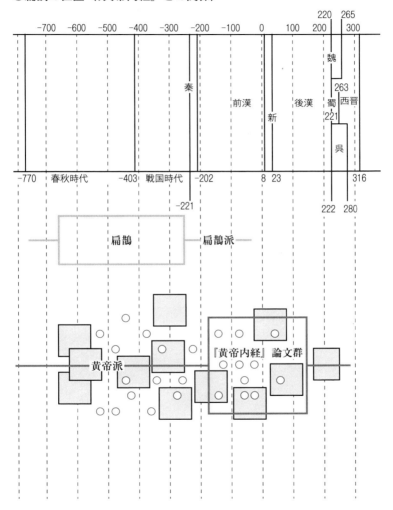

扁鵲の〈治療世界〉

淳于意の〈治療世界〉

○淳于意の位置

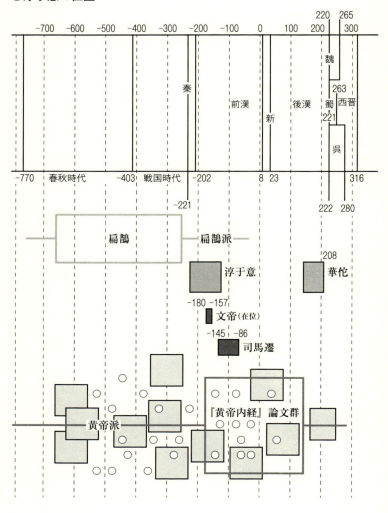

I　漢 文帝下問説話
　　　かんのぶんてい

はじめに

　『史記』には扁鵲倉公列伝がある。紀元前の伝説の名医・扁鵲のエピソードが紹介され、彼の〈治療世界〉の様子を知る材料として貴重である。また、『後漢書』方術伝、及び『三国志』魏書には、後漢末から三国時代初期にかけて活躍した名医・華佗のエピソードが記録され、彼の〈治療世界〉の詳細を知る資料として重宝されている。そして、この二つの〈治療世界〉をつなぐ位置に淳于意の〈治療世界〉が存在する。

　淳于意のことをまとめて紹介しているのも『史記』扁鵲倉公列伝である。司馬遷は扁鵲と倉公つまり淳于意の二人を並べ併せて一つの章を立てた。この二人をもって名医の典型としたのである。この扁鵲倉公列伝の倉公部分は、①淳于意の紹介、②医療裁判の顛末、③文帝による質疑応答、となっている。記述内容の大半を占めている③が、所謂「淳于意カルテ」と呼ばれるもので、従来はこれをめぐって彼の治療内容がさまざまに検討されてきた。本稿ではこれまであまり注目されなかった①と②を説話として読み、解釈を試みる。

淳于意の〈治療世界〉

第1章　淳于意の〈治療世界〉が記録に残った間接事情

　そもそも名医の〈治療世界〉は記録に残り難い。なぜならそれは秘密の世界だからである。相伝を受ける極めて限られた数の弟子が知るばかりである。或いは名医の治療を受けた患者が自分の心身に〈治療世界〉の記憶を体験としてとどめる。しかし、それは無形の記憶であって有形の記録ではない。ではそうした極秘の〈治療世界〉がなぜ正史に記録されているのだろうか。その前提となった事情が二つあった。

第1節　医療裁判の顛末

　『史記』扁鵲倉公列伝には淳于意について次のような記述がある。[4)]

　　○左右に諸侯に行游して、家を以て家と爲さず、或いは人の爲に病を治せず。病家 是を怨む者多し。文帝四年中、人上書して意を言ふに刑罪を以てす。傳(でん)して西のかた長安に之くに當る。

斉の都・臨淄(りんし)に住み、立派な治療師として人々から評価を得ながら、彼は自分の家である治療場を留守にして、あちこち諸侯の地に旅をしていた。それはもちろん研鑽のためでもあろうし、諸侯からの招きも断り難かったのであろう。しかし、臨淄の患者からしてみれば自分たちの存在が軽く扱われているということになる。なかには淳于意の留守中に重症に陥った人、死亡に至った人がいたかも知れない。そうした人のうちには淳于意に診てもらえなかったことが原因であると思った人もいたであろう。細かいこ

とはわからないが、彼は訴えられたのである。そして有罪とされ、駅伝車に乗せられて、遠く西方の都・長安に護送されることになった。

> ○意に五女有り。隨ひて泣く。意 怒り罵りて曰く、子を生み男を生まざるなり。緩急に使ふべき者無しと。是に於て少女緹縈（ていえい）父の言を傷（いた）み、乃ち父に隨ひて西す。上書して曰く、妾（せふ）の父 吏爲るや、齊中其の廉平を稱す。今 法に坐し刑に當る。妾 切に痛む。死者は復た生くべからず。而して刑者は復た續（つ）ぐべからず。過ちを改め自ら新たにせんと欲すと雖も、其の道に由（よし）莫し。終に得べからず。妾 願はくは、入身して官婢と爲り、以て父の刑罪を贖（あがな）ひ、行なひを改め自ら新たにするを得しめんと。書 聞（ぶん）す。上（しゃう）其の意を悲しみ、此の歲中に亦た肉刑の法を除く。

淳于意には五人の娘がいた。娘たちは父のあとにすがって泣いた。彼は息子がいたら頼りになったであろうにと怒り罵った。この時、末娘の緹縈が父親をかわいそうに思い、父の西行に同行した。そして時の皇帝・文帝に手紙を書いた。娘の年齢はわからないが、父を思う切々たる文面であった。「私の父は役人として齊の国では清廉公平と評判でした。しかし、このたび法に触れ肉刑を受けることになりました。私が痛ましく思いますことは、死刑になった人は生き返ることができませんし、肉刑を受けた人は体をもとのようにつなぐことができません。過ちを悔い改め、心を改めてやり直そうと思っても、もはやすべがありません。それでおしまいです。どうかお願いでございます。私の身をはした女としてお買い上げくださいませ。そのお金で父の罪を贖い、父が行

ないを改め、また新たにやりなおせるようにしていただきとうございます。」飾りのない純真な心から書かれたこの手紙が皇帝のお眼に達すると、皇帝は娘の気持ちを不憫にお思いになり、淳于意の罪を許したばかりでなく、この年のうちに肉刑の法も廃止した。『史記』にはそう書かれている。

　緹縈が父親を救ったこの話は、その後、人々に感銘を与え、さまざまな形で伝えられた。その一つとして前漢・劉向の『列女伝』には以下のようにある。[5]

　○齊の太倉女は、漢の太倉令淳于公の少女なり。名は緹縈なり。淳于公　男無く、女五人有り。孝文皇帝の時、淳于公　罪有り、刑に當る。是の時、肉刑尚ほ在り。詔獄して長安に繋がんとす。行くに當り會々逮せんとするに、公罵りて曰く、子を生むも男を生まず。緩急に益有るに非ずと。緹縈自ら悲泣して其の父に隨ふ。長安に至り、上書して曰く、妾の父　吏爲り。齊中皆廉平を稱す。今　法に坐し刑に當る。妾傷む。夫れ死者は復た生くべからず。刑者は復た屬ぐべからざるを。過ちを改め自ら新たにせんと欲すと雖も、其の道に由無きなり。妾願はくは、入身して官婢と爲り、以て父の罪を贖ひ、自ら新たにするを得しめんと。書奏す。天子其の意を憐悲し、乃ち詔を下して曰く、蓋し聞く、…（詔の内容は後述）…。淳于公　遂に免るるを得。君子謂へらく、緹縈の一言、聖主の意を發けり。

　劉向は女性の史伝を集めて『列女伝』を編んだ。「緹縈救父説話」とも言うべきこの話は弁説の通った女性の話として弁通伝に分類・採録されている。緹縈の上奏によって父・淳于意が放免さ

れたのみならず、肉刑の制度そのものが廃止となるに至ったことを称賛する意図が劉向にはあったのであろう。

ともあれ、緹縈の手紙がなければ、おそらく淳于意はその身に肉刑を受けていたはずであった。入れ墨を施す「黥」、足を切る「刖」、鼻を削ぐ「劓」、去勢する「宮」など肉刑にはさまざまな種類があった。いずれも死刑ではないが、いったん刑を受ければ一生涯犯罪人として扱われる。それは社会生活が大幅に制限されることを意味する。収入を得る道も狭められるであろう。収入を得たとしても物を売ってくれる商人がいないかも知れない。それで生活に行き詰まって窃盗でも傷害でも事件を起こせば、今度は反省もなく再犯に及んだことになり、死刑に処される可能性が高い。つまりはすべての刑罰は死刑と連続していたのである。現在のように罰金や懲役などの刑罰と死刑とが一線を画し、不連続になっているのとは大いに異なる。淳于意がこのような肉刑を受けて治療師としてのみならず社会人としての生命を絶たれてしまう寸前に、この娘は父親を救ったのであった。奇跡としか言いようがない。しかし、この奇跡が起こったことには、もう一つ別の事情が絡んでいた。

第2節　文帝の政治姿勢

周知のごとく、漢王朝は、秦王朝の崩壊後の劉邦と項羽による漢楚争覇を経て成立した。劉邦は初代皇帝・高祖（在位：前202〜前195）として王朝の基礎を創ったが、後継の第二代・恵帝（在位：前195〜前188）の頃から政権の中心に高祖の正室・呂后が大きな位置を占め、後世に「呂后専横」として悪名高い政治が運営

された。呂后は王統・劉家よりも呂家の人々を優先して政治に参加させ、呂氏繁栄の阻害となる王族・功臣を酖毒惨殺・幽閉悶殺などして排除し、皇帝には幼い第三代・少帝恭（在位：前188～前184）を擁立、やがて廃殺、続いて幼い第四代・少帝弘（在位：前184～前180）を擁立、と操作を繰り返した。しかし、呂后が前180年に死ぬと朝廷の重臣たちによって呂氏一族は誅滅されるに至った。この混乱を収拾し、劉家の血統を保ち、政治を刷新する期待を担う人物として、高祖の子である代王・劉恒が浮上した。その代王に重臣たちは即位を懇請した。代王ははじめ固辞したがのちに許諾して即位する。その状況を『史記』呂后本紀に見れば[6]、

 ○大臣皆曰く、…代王は方今 高帝の見子にして、最も長じ、仁孝寛厚なり。太后の家 薄氏は謹良なり。且つ長を立つるは故 に順なり。仁孝を以て天下に聞ゆるは便なりと。廼ち相ひ與に共に陰かに人をして代王を召さしむ。代王人をして辭謝せしむ。再反し、然る後、六乘の傳に乘り、後の九月 晦日己酉、長安に至り、代の邸に舍す。大臣皆往きて謁し、天子の璽を奉じて代王に 上 り、共に尊立して天子と爲す。代王 數々讓る。羣臣固く請ひ、然る後に聽く。

　高祖の現存する子のなかで最年長であること、性格の円満、家柄の良さなど、他に適任のかたはおられませんと重臣たちは懇請する。代王は辞退するが再三の懇願を遂に承諾する。その様子が簡潔に書かれている。

　かくて前180年、第五代・文帝は即位した。そして漢王朝の再建をめざして各種の政策を実行していった。『史記』孝文本紀に

はその様子が詳細に記述されている。まず、高祖に従って建国に尽くした功臣の生き残りである陳平を左丞相、周勃を右丞相に据えて、国家創業の正統を継ぐ体制を整える。次に、呂氏一族が奪った斉や楚の故地を元の所有者に与え、名誉を回復し、高祖以来の功臣には恩賞を与える。また、罪人の父母・妻子・兄弟の連座制度を解き、政道を批判することに罪無しとして、政策に対する直言極諫を許す、などしてそれまでの苛酷な法運営を改める。更には軍事費を可能な限り削る。概してその施政の初期は呂后専横による政治不信を解消する政策を次々と断行していった時期であった。こうして文帝が即位して十年ほどを経た頃、淳于意の医療裁判が起きたのである。そして、文帝は淳于意の末娘・緹縈の切々たる文面を眼にした。『史記』孝文本紀にはこのときに文帝が発した詔勅が記録されている。

　○乃ち詔を下して曰く、蓋し聞く、有虞氏の時は、衣冠に畫き、章服を異にし、以て僇しめと爲し、而して民、犯さざりき。何となれば則ち至治なりければなりと。今 法に肉刑三有り。而も姦 止まず。其の咎 安くにか在る。乃ち朕が徳薄くして敎へ明らかならざるに非ずや。吾甚だ自ら愧づ。故に夫れ馴道 純ならずして、愚民焉に陥る。詩に曰く、愷悌の君子は民の父母なりと。今 人、過ち有り。敎へ未だ施さずして 刑 焉に加ふ。或いは行ひを改めて善を爲さんと欲すとも、道 由無きなり。朕甚だ之を憐れむ。夫れ刑 支體を斷ち、肌膚を刻み、終身息せざるに至るは、何ぞ其の楚痛にして不德なるや。豈に民の父母たるの意に稱はんや。夫れ肉刑を除け、と。

淳于意の〈治療世界〉

聞くところによれば、有虞氏帝舜の時代には、政治が至上のものであったがゆえに、罪人の衣冠に色や模様をつけて衣服を異にして辱しめとしただけで、民は罪を犯さなかった。しかし今は、法として肉刑が三項目あるのに犯罪はやまない。その咎はどこにあるのであろうか。それは朕の徳が薄く、訓導が明確でないからであろう。朕は甚だ恥ずかしく思う。そもそも教化が純良でないから愚民は罪に陥るのである。『詩経』（大雅泂酌(けいしゃく)篇）に「和楽安易の徳のある君主は民の尊び親しむ父母である」とある。今、民に過失があると教化を施さないうちに刑罰を加える。或いは民が行ないを改め、善行をなそうとしても、すべが無い。朕はこの事を甚だ憐れに思う。いったい刑罰は手足を断ち切り、皮膚に傷つけ、生涯もとには戻せないものであって、何と痛ましく、不徳のことではないか。これでは、どうして民の父母たる君主と言えようか。早速にも肉刑を廃止せよ。

　呂后が行なった恐怖政治による世情不安を払拭しようとしていた文帝が、あの緹縈の嘆願を取り上げない道理はなかった。果たして文帝は淳于意を救ったのみならず、温情こもる仁政を布く上で象徴的な事件として活用した。そしてこれを契機に残忍な肉刑そのものの廃止を命じたのであった。

　末娘・緹縈の手紙が文帝の心を動かしたこと、文帝が新進気鋭の皇帝として自他ともに期待のもとに施政を展開していたこと、この二つのことがタイミング良く重なることによって淳于意は医療裁判による肉刑から脱したのである。まさに奇跡であった。しかし淳于意の〈治療世界〉が正史に記録をとどめたのには、これ

らの事情を前提として、その上に更に加わった別の事情があったのである。

第 2 章　淳于意の〈治療世界〉が記録に残った直接事情

　中国医学の歴史の流れのなかには、扁鵲や華佗やその他にもたくさんの特徴的な名医が〈治療世界〉を創った。そうした個性的な〈治療世界〉がつながって〈治療世界系列〉とも呼ぶべき線を成している。それはあたかも「中国文化体」という体を貫く〈経絡〉のようなものである。

　そうした治療師の〈治療世界〉の記録が残って現代の我々が眼にするには多様な要件が重なることが必要である。太古の生物が、温度や湿度やその他の諸々の条件が重なって化石となり、発掘されて現代の我々の眼にふれるのに似ている。淳于意の〈治療世界〉が記録に残ったのにも前述の事情にもう一つ重なった別の事情があった。

第 1 節　文帝による下問

　淳于意は肉刑に処されるところを救われて、臨淄の自宅に戻った。当然、治療活動を再開したことだろう。そしてどれだけの月日が経過したかは不明であるが、文帝から呼び出しがかかった。『史記』扁鵲倉公列伝にその描写を見ると、

　　○意　家居(かきょ)す。詔して召し、爲に治する所の病、死生の驗ある者幾何(いくばく)の人ぞ、主(しゅ)の名を誰とか爲すを問ふ。詔して問ふ。故(もと)の太倉の長　臣意　方伎の長ずる所、及び能く病を治する

淳于意の〈治療世界〉　103

所の者、其の書有りや、有る無しや、皆安(いづ)くにか學を受くる、學を受くること幾何の歳ぞ、嘗て驗する所有るは何れ(いづ)の縣里の人ぞ、何の病ぞ、醫藥の其の病を已やすの狀　皆何如、具(ぐしつ)悉して對へよと。

　文帝は詔を発して淳于意を都に呼んだ。そして、これまでの治療実績・得意領域・著述業績・伝授由来などを事細かに訊ねた。漢朝の皇帝自身がわざわざ一治療師を召喚して下問するこうした行為は異例のことである。これはまた何故であろうか。

　知識人は知識の全体を見据える位置に自分を置きたいと思うものである。全体がどのような構成になっているのか、それを知ったうえで個々の部分の持つ意味がはじめて理解できる。しかし、書店や図書館に行けば書物や資料が整然と並んでいる現代とは異なり、こうした古い頃の中国では、まず、知識の全体が容易にはわからない。だから収集できるだけの情報を取り込むしかない。知識人はその意味で貪欲かつ必死であった。文帝もその知識人の一人であった。まして政局と世情の混沌に秩序を回復し、可能な限り高質な秩序へと高めてゆく責務を強く認識していた。そのためには医学の知識も役に立つだろう。一治療師から学ぶことも厭わない。本来ならば、秘伝として師から愛弟子にのみ伝授されていくものであるが、その身を処刑から救った皇帝自身の質問である。何一つ隠すことなく答えてくれるに違いない。これが知識人・文帝の基本的な心理であったと思われる。

　文帝の下問に淳于意は次々に答えてゆく。
　　〇意　少(わか)き時より醫藥を喜む。醫藥の方、之(この)を試みるに驗あらざる者多し。高后八年に至り、師の臨菑(し)元里の公乘陽慶

に見ゆるを得。慶 年七十餘なり。意 見ゆるを得て之に事ふ。意に謂ひて曰く、盡く而の方書を去れ。是に非ざるなり。慶に古先の道有り。黄帝・扁鵲の脈書を遺傳す。五色もて病を診し、人の生死を知り、嫌疑を決し、治すべきを定む。及び藥論の書 甚だ精し。我が家は給富なり。心公を愛す。盡く我が禁方の書を以て悉く公に敎へんと欲すと。臣意 卽ち曰く、幸甚だし。意の敢へて望む所に非ざるなりと。臣意 卽ち席を避けて再拜し、謁して其の脈書上下經・五色診・奇咳術・揆度・陰陽外變・藥論・石神・接陰陽の禁書を受く。受け讀みて之を解驗することほぼ一年ばかりなり。明歲、卽ち之を驗するに驗有り。然れども尚ほ未だ精ならざるなり。之に要事すること三年ばかり、卽ち己に嘗み、人の爲に治し、病を診し、死生を決するに驗有りて、精良なり。今 慶已に死して十年ばかりなり。臣意 年三年を盡し、年三十九歲なり。

公乗陽慶なる人物から医術を学んだこと。黄帝・扁鵲の脈書をはじめとする書物を授かったこと。その後の研鑽を経て医師になったことなどを答えている。ここに「黄帝・扁鵲の脈書」とあるうちの「黄帝」は『黄帝内経』とつながりが濃いものであろうと思われる。この時期にそうした名称で呼ばれる医書が存在していたことを表わしている。

これに続いて淳于意が語るところが所謂「淳于意カルテ」と呼ばれる二十五件の「診籍」、つまり治療記録である。その内容は本稿の扱うところではないので略するが、長い口述の末に淳于意は語る。

○臣意曰く、他の診して死生を期決する所、及び治し已(いや)す所の病　衆多なるも、久しくして頗る之を忘る。盡(しる)く識す能はず。敢へて以て對へずと。

これ以外にも多くの治療例があること、しかし、久しい以前のことであって詳しく覚えていないがゆえにお答えできないことを申し述べている。こうして淳于意が思い出せる限りの治療例を語り尽くした後も、文帝の下問は角度を変えて続く。

　○臣意に問ふ。診治する所の病、病名多く同じくして　診　異なり、或いは死し、或いは死せざるは何ぞや。

診察治療した病気には、多くの場合、病名が同一でありながら診断が異なったり、助かる者、助からない者があるのはなぜか。

　○臣意に問ふ。病を期し死生を決する所、或いは期に應ぜざるは何の故ぞ。

病状から死期を予測しても、その通りにならないことがあるのはなぜか。

　○臣意に問ふ。意の方　能く病の死生を知り、藥用の宜しきを論ず。諸侯王・大臣　嘗て意に問ふ者有りやいなや。文王の病む時に及び、意に診治を求めざりしは何の故ぞ。

そなたは助かるか助からないか病気の診断をし、適した薬もわかるようだが、諸侯王や大臣のなかにそなたに診察を頼んだ者があったか。斉の文王（諸侯王の一人。劉則。斉の王として文帝二年（前178から十四年間在位）が病気の時、そなたに診察と治療を依頼しなかったのはなぜか。

　○臣意に問ふ。文王の病を得て起(た)たざる所以の狀を知るか。

文王が病気になって、再起できなかった事情を知っているか。

○臣意に問ふ。師の慶は安(いづ)くにか之を受く。齊の諸侯に聞こ
　　ゆるやいなや。
　そなたの師の陽慶はどこで医術を学んだのか。陽慶の名は斉の
諸侯に知れわたっていたか。
　○臣意に問ふ。師の慶は何ぞ意を見て意を愛し、悉く意に方
　　を教へんと欲せしか。
　陽慶はなぜそなたに会ってそなたが気に入り、医術をすべて教
授しようとしたのか。
　○臣意に問ふ。吏民に嘗て意の方を學び、畢(を)はるに及び盡く意
　　の方を得たる者　有りやいなや。何れの縣里の人ぞ。
　かつてそなたに師事し、そなたの医術をすべて学び終えた者は
いたのか。どこの者か。
　○臣意に問ふ。病を診して死生を決すること能く全く失する
　　無きか。
　病気を診察して死生を予測して、すべてはずれないということ
があり得るのか。
　文帝の下問は矢継ぎ早であったかのように『史記』には並べら
れている。実際は複数回数の面談が行われたのかも知れないが、
文帝は思いつく限りのことを素直にかつ積極的に訊ねている。秘
密の扉を開けた感動と、知識への渇望がこの下問に表われてい
る。しかし、文帝は政治家たる皇帝であって、治療師ではない。
その文帝をしてこれほどまでに詳細な質疑をせしめた特殊な心理
がさらに深いところにあったのではないだろうか。

淳于意の〈治療世界〉

第2節　黄帝との対比

　医学書『黄帝内経』は数多くの論文を集めた論文集の形である。現行のものは『素問』八十一篇（うち二篇は散佚）と『霊枢』八十一篇の合計百六十二篇の論文から成っている。これらの論文群は到底一人の著者の手に成ったものではありえない。また内容の齟齬もあり、かなりの時代幅が想定されている。もとより個々の論文がいつ誰によって書かれたかは不明であって、実際には現存の論文群を上回る数の論文が書かれて、長い歳月の間に淘汰・収斂されていったのであろう。石田秀実は、司馬遷が『黄帝内経』という名称を『史記』の中に記していないことからして、『黄帝内経』の構成原型となる論文群が存在したのは司馬遷の没年（前86）以前であり、前漢・成帝の河平三年（前26）に書物の収集と校訂が行われた時には『黄帝内経』として改めてまとめられたのであるから、論文群が『黄帝内経』の名称のもとにまとめられたのは、前86年頃から前26年頃までの約六十年の間であったと言う[8]。つまりは、それらが『黄帝内経』という形になっていったのはほぼこの文帝-淳于意の時代であることになる。淳于意が公乗陽慶なる人物から授かった前述の「黄帝・扁鵲の脈書」もこうした論文群のうちに含まれるのかも知れない。

　『黄帝内経』の諸論文の多くは黄帝が岐伯、雷公、少師、伯高、少兪らの医師と対話する形式で記述されている[9]。黄帝の存在自体が架空のものであって、その黄帝と医師との対話の形に仮託して後世の学者が書いた医学論文である、そう看做すのが従来の解釈であった。しかし、見方を変えて、史実を超えた説話として改めて見るならば、医師ではない伝説の名君・黄帝が医術について名

医たちに訊ねる。国を治める統治者でありながら、微に入り細に亘って問い質す。その内容は日常の政治の問題を医学の領域になぞらえて対話しているようにも取れる。あたかも囲碁や将棋といった盤上の世界に現実を二重写しにして、思索を練っているかのようである。突き詰めれば黄帝は政治の世界での憂悶を医師たちとの対話のなかに解消しようとしていた、現代風に言えば、黄帝はカウンセリングを受けていた、そういう姿を描写しているとも考えられる。

その文帝が『黄帝内経』論文群のいくつかを読んでいたとしても決して不思議ではない。施政の上でさまざまな問題が鬱積する時期に、人々に望まれて皇帝に即位した文帝はこうした医学論文からも何か手掛かりを得ようとしていた。そして、ある日ふと気づいた。「自分は治療師・淳于意にその秘伝の医術の何をどう問い質してもよい立場にいるではないか。自分は黄帝に等しいのだ」、そう気づいた文帝は再び淳于意を長安の宮中に呼んだ。黄帝が医師・岐伯たちに問う姿に自分を重ねて問いたい限りのことを問う。文帝にとってこれは大いなる愉快、大いなる自己治療だったに違いない。「自分はいにしえの黄帝のようにこの国を治めてゆけばよいのだ。」そうした気概が文帝の心のなかに漲っていた、そう解釈することもできるのではないだろうか。

おわりに

中国文化の体内には多くの〈治療世界〉が流れをなしている。それは〈治療世界系列〉という〈経絡〉と看做してよいだろう。

その流れの淵源を求めて紀元前に遡れば扁鵲の〈治療世界〉がある。それから時代を下って後漢末から三国時代初期にかけてまで来れば、華佗の〈治療世界〉がある。その間には綺羅・星のごとく数多の〈治療世界〉があったであろう。そのなかでひときわ大きい存在感があるのが淳于意の〈治療世界〉である。そしてそれは、偶然が作用して奇跡的に記録された〈治療世界〉であった。彼の身に医療裁判が起こり、いたいけない娘の嘆願書に眼を止め、取り上げ、娘の父親を救った皇帝・文帝は政治刷新の時機にあった。そして、当時、成書過程にあった『黄帝内経』の構成論文のいくつかを読んでいたであろう文帝は自身を黄帝に、淳于意を岐伯ほかの医師に二重写しして淳于意に次々と質問をした。こうした諸事情が重なって淳于意の〈治療世界〉は記録され、現代の我々がその詳細を知ることができる。そして、文帝が淳于意に下問する『史記』のなかのこの部分をひとつの説話として読むとき、そこには、奇しくも、既に『黄帝内経』そのもの、もしくは関連論文が存在し、その読者であった文帝の姿を想像のスクリーンに映して見ることができる。ここに我々は淳于意の〈治療世界〉の存在意義を見出し、中国医学史の流れのミッシングリンクを補うことができたのである。

Ⅱ 〈流(ながれ)〉のアジャストメント

はじめに

　中国文化の体内に流れる〈治療世界系列〉という〈経絡〉の上には多くの〈治療世界〉が存在する。それはあたかも〈経穴〉のようなものである。数え切れないそれらのなか、前漢の淳于意の〈治療世界〉がどのようなものであったのか、どのような意味を我々に投げかけているのか、そうしたことを考えたい。中国の古典のなかの〈治療世界〉が異国の単なる古い話にとどまらず、現代にも活かせる何らかのエッセンスを持っていると思いたいのである。しかしそのエッセンスは析出方法によって異なるものが取り出せるであろう。本稿は淳于意の〈治療世界〉を空間的・地理的に見ようとするものである。[10]

第1章　斉を舞台に

　『史記』扁鵲倉公列伝の淳于意部分の冒頭に以下のようにある。[11]
　　〇太倉公は齊の太倉の長にして、臨菑(りんし)の人なり。姓は淳于氏、名は意なり。
　太倉公つまり淳于意は、斉の都・臨淄の人である。[12]やがて彼は医療裁判を受けるために都・長安に連行されるが、奇跡的にも許されて臨淄に戻る。そして皇帝・文帝からの召喚により再び長安

に赴き、医療に関する文帝の下問に逐一を答える。まず彼の〈治療世界〉の舞台であった斉について地理的に考察する。

第1節　斉の風土

　前十一世紀、太公望・呂尚(りょしょう)は周の武王を補佐し、殷の紂王を放伐することに功績があった。そして山東の營丘(えいきゅう)に封じられ、斉を建国した。『史記』の記述を見ると、

　　〇是に於て武王は、已に商を平らげて天下に王たり。師・尚父(しょうほ)を齊の營丘に封ず。…太公　國に至り、政を脩め、其の俗に因り、其の禮を簡にし、商工の業を通じ、魚鹽(ぎょえん)の利を便にす。而して人民多く齊に歸し、齊は大國と爲る。
　　（『史記』齊太公世家）

　その後、都は臨淄に落ち着くが、ここを中心として、北に治水の難しい黄河下流域、東に広大な黄海、南に険しい泰山やそれに連なる峻峰の数々、と厳しい自然環境にありながらもこの国は成長を続けた。そして春秋時代に入ると、前七世紀には管仲(かんちゅう)（？～前645）が現れる。彼は公子・糾(きゅう)に仕えていたが、主君と君位を争う公子・小白(しょうはく)（のちの桓公）を暗殺しようとした。主君を思えばこそであった。けれども未遂に終わり、やがて捕縛の身となる。ところが管仲の旧友・鮑叔牙(ほうしゅくが)の建言を容れた桓公は、私憤をさて置き、国益のためを思い、この管仲を宰相の位に据えた。有名な「管鮑(かんぽう)の交わり」の故事である。何にもまして有為の人材を尊重する気風がこの斉の地にある。その管仲が宰相となって手腕を振るった。

　　〇倉廩(そうりん)實つれば、則ち禮節を知り、衣食足れば、則ち榮辱を

知る。(『管子』牧民)

　この言葉が本当に管仲の言った言葉であるかどうかは不確かであるが、彼の思想を象徴的に示している。彼はいかなる徳政も物質的基盤がなければ成り立たないと考え、実利性を重視して国政を推進した。

　　○桓公　既に管仲を得、…齊國の政を脩め、五家の兵を連ね、輕重魚鹽の利を設け、以て貧窮を贍はし、賢能を祿す。
　　(『史記』齊太公世家)

　五家を軌、十軌を里、四里を連、十連を郷、五郷に一帥を置く新しい兵制を敷き、また物価調整や漁獲製塩の法令を設けて、貧困層の生活を向上させ、賢人能士を採用して俸禄を与えた。そして無限に広がる海から塩を精製して内陸部の諸都市に売り、巨額の利益を得ていった。その経済力は都市の整備、軍備の拡充などの富国強兵の国策を急速に実現する原動力となり、管仲を仲父と呼んで尊崇した君主・桓公は国力の伸張とともに春秋五覇の一人となっていったのである。

　前六世紀後半には宰相・晏嬰(あんえい)(？〜前500)が霊公・荘公・景公の三代に仕えた。当時は、主君が亡くなると寵臣はみずから命を絶って後を追う殉死の風習があったが、彼は敢えて殉死をしなかった。

　　○一心にして以て百君に事(つか)ふべくも、三心にして以て一君に事ふべからず。(『晏子春秋』内篇問下)

とは後世に伝わる名言である。晏嬰はこうした潔癖な合理思考にもとづき、国家に仕える「社稷(しゃしょく)の臣」として主君にしばしば諫言をした。次のような話がある。景公が疥癬(おこり)に罹り、二

人の祝史＝シャーマンに平癒を祈らせたが一年しても治らない。祝史は処刑されることになるが、晏嬰は景公に直諫する。

　　○君　祝を以て益有りと爲すか。…百姓の咎怨誹謗し、君を上帝に詛(そ)する者多し。一國詛して、兩人祝す。善く祝する者と雖も勝つ能はざるなり。(『晏子春秋』内篇諫上)

「祈りに効果があるならば、呪いにも効果があります。わが君の治世を無数の民が呪っているがためにこの病に罹られたのです。たとえ祈りの力が優れていても二人くらいの祝史の祈りでは打ち勝てません」と諫め、祝史の処刑を中止し、根本的に善政に改めるよう促した。呪術よりも人智を信じたのである。そして、その人智を極めようとする人士を数多く採用したのであった。国家を治める要諦を問う景公に対して晏嬰は答える。

　　○賢を擧げて以て國に臨み、能を官にして以て民を敕(いまし)むるは、則ち其の道なり。賢を擧げ能を官にすれば、則ち民は君に與(くみ)す。(『晏子春秋』内篇問上)

こうした愛民尊賢の施政による庇護のもとに、斉には多彩な人材が集まった。そのなかには医療関係者も多かったことであろう。人智の限りを尽くして医療にあたる治療師も重んじられて当然である。

このように尽忠極諫を重ねて臣仕した晏嬰であったが、彼が前500年に亡くなると、まるで箍(たが)のはずれた樽のように国政は乱れていった。晏嬰に遅れること十年で景公も亡くなり、公子たちが互いに権力争奪を始め、これが国勢の衰微を招いたのである。ともあれ、管仲と晏嬰は春秋時代の斉の風土を象徴する二大人物であった。なればこそ、司馬遷はこの二人の伝記を併せて「管晏列

伝」として『史記』のなかに収めたのである。

第2節　姜(きょう)姓斉から田(でん)姓斉への転換

　時代は遷り、前403年、中央の晋では韓・魏・趙が諸侯となって国土を三分し、これを境として世の中は春秋時代から戦国時代に入った。その変化の波は東端に位置するこの斉にも及び、大きな節目を迎えることになる。内乱が起こり、家臣・田和(でんか)（のち初代・太公）が政権を掌握し、国君となった。前386年のことである。国号は同じ斉であるが、後世これを区別して以前を姜姓斉、以後を田姓斉と呼んでいる。それは太公望に始まる斉がその姓を「姜」と言い、太公に始まる斉はその姓を「田」と称したからである。

　　〇太公望・呂尚は東海の上(ほとり)の人なり。其の先祖 嘗て四嶽と爲り、禹を佐けて水土を平らげ、甚だ功有り。虞・夏の際、呂(りょ)に封ぜられ、或いは申に封ぜらる。姓は姜氏なり。（『史記』齊太公世家）

この姜姓は源を尋ねれば神話のなかの炎帝に辿り着く。

　　〇炎帝 火師と爲りて、姜姓は其の後なり。（『春秋左氏傳』哀公九年）

炎帝が火を祭る師長となり、その後裔が姜姓であると書かかれている。この炎帝は黄帝と次のように対比されている。

　　〇黄帝は姫水(きすゐ)を以て成り、炎帝は姜水を以て成り、成りて徳を異にす。故に黄帝は姫と爲り、炎帝は姜と爲り、二帝 師を以て相ひ擠(ほろば)すは、徳を異にするが故なり。（『國語』晉語）

淳于意の〈治療世界〉　115

黄帝は姫水という河のほとり、炎帝は姜水という河のほとりで成人したのでそれぞれ姫姓、姜姓となった。そして炎帝を成敗したのが黄帝であった。

　　○炎帝は火災を爲す。故に黄帝、之を擒(とりこ)にす。(『淮南子』兵略訓)
　　○(黄帝は)炎帝と阪泉の野に戰ふ。三たび戰ひて、然る後、其の志を得。(『史記』五帝本紀)

　田姓齊はその正統性、特に姜姓齊に対する優越性を主張する必要があった。その第四代・威王(在位:前356〜前319)が銅器に刻ませた銘文に、

　　○皇考の紹統を揚げ、高くは黄帝を祖とし、邇(ちか)くは桓・文を嗣ぎ、諸侯を朝問せしめ、その德に合へ揚げたり。(『兩周金文辭大系』[13])

とある。威王は黄帝を始祖と考え、春秋五覇として名高い姜姓齊の桓公や晋の文公の覇業を受け継いでいると謳っている。田姓齊は姜姓齊に対し、黄帝が炎帝を降したという伝説を根拠として優位に立とうとしたと考えられる[14]。こうして田姓齊は伝説の力を援用しながら戦国七雄の一つとして成長していったのである。

　第五代・宣王(在位:前319〜前301)の統治する前四世紀末になると齊の都・臨淄の稷(しょく)門近くに諸子百家の人士を集める施設が建てられた。

　　○宣王 文學游說の士を喜ぶ。騶衍(すうえん)・淳于髡(じゅんうこん)・田駢(でんべん)・接予(せふよ)・慎到(しんたう)・環淵(くわんえん)の徒のごときより、七十六人、皆列第を賜ひ、上大夫と爲す。治めずして議論す。是を以て齊の稷下の學士復た盛んにして、且(まさ)に數百千人ならんとす。(『史記』田

敬仲完世家）

　世に言う「稷下学宮」である。人士たちは邸宅を下賜され上大夫の待遇を受けるが、政務はない。このうえない優遇である。そして百花斉放・百家争鳴のなか、この国にはさまざまな有為の人材が引き寄せられた。人材活躍の場でもあり、実利尊重の場でもあるこの地には当然にして医療関係の人士も混じっていたことであろう。人を疾病から救う医療の分野は才気発揮と実効追究の場として他のいずれの分野にも劣ることはない。彼ら医療関係者はこの地で互いに切磋琢磨の研鑽を積んだに違いない。名医・扁鵲もこの斉の地に足跡を残している。

　　〇醫と爲りて或いは齊に在り、或いは趙に在り。趙に在りて
　　は扁鵲と名づく。(『史記』扁鵲倉公列傳)

　扁鵲は治療師となってあちこちを旅し、斉にも来たと記されている。ただ、扁鵲の生きた時代がいつ頃であったかは不明である。扁鵲に関わる話の年代幅は、古くは前七世紀、新しくは前三世紀とほぼ四百年に亘っている。だから扁鵲が斉に来た時期がこの「稷下学宮」の時に当たるかは判然としない。しかし、この斉の魅力は扁鵲も引き寄せた。扁鵲はこの地で多くを吸収し、また、人々に多くの影響を与えたことであろう。[15]

　さて、黄帝を始祖と仰ぐ斉である。「稷下学宮」に集う人士たちがさかんに黄帝について論じたことは間違いないであろう。そうしたなかで黄帝が医師・岐伯たちと問答する医学書も書かれていったと思われる。[16] つまり、斉、とりわけその都・臨淄は扁鵲派や黄帝派といったさまざまな医学の流れが接触し啓発し合う場であったのである。

その臨淄の繁栄ぶりを知ることのできる史料がある。

　○臨菑の中の七萬戸は、臣竊(ひそ)かに之を度(はか)るに、戸ごとに三男子に下らず。三七、二十一萬。遠縣より發するを待たずして、臨菑の卒 固(もと)より已に二十一萬あり。臨菑は甚だ富みて實(み)つ。其の民は、竽を吹(う)き、瑟を鼓(しつ)し、琴を彈(きん)き、筑を撃ち、鷄を鬪(たたか)はしめ、狗を走(いぬ)らしめ、六博蹋鞠(りくはくたふきく)せざる者無し。臨菑の塗(みち)、車轂撃(しゃこく)ち、人肩摩し、衽を連ねて帷(とばり)を成し、袂(たもと)を擧げて幕を成し、汗を揮(ふる)ひて雨を成す。家殷んに人足り、志高く氣揚(あが)る。(『史記』蘇秦列傳)

戦国の世に縦横家として名高い蘇秦が宣王に斉・楚・燕・韓・魏・趙の合従を説く場面である。蘇秦は斉の国力充実を絶賛する。この説得によって宣王は東辺にある自国の使命を知り、六国同盟して西辺の秦に対抗する意志を固める。蘇秦の弁説にはかなりの誇張が含まれるが、しかし当時の斉とその都・臨淄の隆盛が窺われる。

時はさらに遷り、戦国時代が秦による統一によって終わる。しかし、秦は短く消えて前漢の世となる。その絶頂期である第七代・武帝（在位：前141〜前87）の時の臨淄の様子は、

　○齊の臨菑 十萬戸、市租千金、人衆殷富にして、長安より巨(おほい)なり。(『史記』齊悼惠王世家)

とあって、ここにも粉飾があろうが、都市人口がいっそう膨らみ、市場での取引税が一日当たり千金、人口の多さとその富貴さは長安以上であったことが描かれている[17]。そして、第五代・文帝（在位：前180〜前157）から武帝にかけての時期に、治療師・淳于意はこの古き風土を持つ繁栄の町・臨淄に住んでいたのである。

第2章　淳于意の〈治療世界〉

第1節　身体のなかの〈流(ながれ)〉の調整

　病者の苦痛を減らし、病状の改善を図るため、人はありとあらゆる手だてを試みてきた。そして技術の開発と理論の整備が進められてきた。それが医療の歴史である。技術面を見れば、灸や鍼や薬に工夫が加えられ、技術を支える理論には多様なものが現れては消え、互いに糾合したりしながら次第に精緻なものになっていった。淳于意の生きた前漢時代、なかでも斉の地、その中心に位置した巨大な町・臨淄は、そうした技術と理論のさまざまなものが接触し変容する場であった。そこは実利性を重視する学風が育まれ、有為の人士が尊重される風土であった。政治、軍事、天文…いろいろな領域が同時進行的に進展してゆくそうした場が医療の進展にも絶好の機会を与えたことは疑う必要がない。

　田姓斉は黄帝を始祖としてその正統性を主張した。「稷下学宮」に集う知識人や技術者は好んで黄帝について論じたであろう。黄帝派の医療の隆盛が想像できる。そして扁鵲も斉に来たとすれば、扁鵲派の流れが合流したはずである。『史記』扁鵲倉公列伝には、淳于意が医療のどういう流れを汲むかを自ら述べた箇所が二つある。

　　○（公乗陽慶は）意をして盡く其の故方を去らしめ、更に悉く禁方を以て之に予(あた)へ、黄帝・扁鵲の脈書を傳ふ。
　　○意 少(わか)き時より醫藥を喜む。醫藥の方、之(こ)を試みるに驗あらざる者多し。高后八年に至り、師の臨菑元里の公乗陽慶

に見ゆるを得。慶 年七十餘なり。意 見ゆるを得て之に事ふ。意に謂ひて曰く、盡く而の方書を去れ。是に非ざるなり。慶に古先の道有り。黃帝・扁鵲の脈書を遺傳す。

公乗陽慶から授かった「黄帝・扁鵲の脈書」が現存していないのでその内容は不明であるが、ここに淳于意が黄帝派と扁鵲派の流れ、(もちろんそれ以外の流れも) 併せ受け継いだことが読み取れる。淳于意の時代に至るまでに、中国医学は徐々に形ができてきていた。殊に脈診は医療の各流派が理論と実践に鎬を削った。「黄帝・扁鵲の脈書」と書かれていることを見れば、黄帝派と扁鵲派が大きな流れであったのであろう[18]。医学の主流を占めてゆきつつあった黄帝派は、その理論を結集した所謂『黄帝内経』を編み上げてゆく。原『黄帝内経』は伝わっていないが、現『黄帝内経』からその経過を推測することは許されよう。脈診について以下の記述がある。

　○夫れ聖人の度數を起こすや、必ず天地に應ず。故に天に宿度有り、地に經水有り、人に經脈有り。天地温和なれば、則ち經水安靜たり。天寒く地凍れば、則ち經水凝泣す。天暑く地熱すれば、則ち經水沸溢す。卒風暴かに起これば、則ち經水波涌して隴起す。夫れ邪の脈に入るや、寒なれば則ち血は凝泣し、暑なれば則ち氣は淖澤す。虛邪因りて入りて客すること、亦た經水の風を得るがごときなり。經の動脈、其の至るや亦た時に隴起す。其の脈中を行ること循循然たれども、其の寸口に至りて手に中るや、時に大、時に小。大なれば則ち邪至り、小なれば則ち平なり。其の行るに常なる處無く、陰と陽とに在りて度を爲すべから

ず。從りて之を三部九候に察す。(素問・離合真邪論篇)

　医師・岐伯は黄帝に答えている。「正しい基準は天地に照応するもので、天地人は対応しています。邪気が脈に入るのは風が経水に入るようなもので、邪気が脈の中をめぐり、寸口に来ると大きくなったり小さくなったりします。大きい場合は邪気が来ており、小さい場合は正常なのです。邪気は陰にあるのか陽にあるのか不定ですので、三部九候（頭・手・足の各々天地人三箇所）で察するのです。」ここにも見られるように、〈天〉という概念を用いて人間の身体状態を捉え、気の流れを調整しようとする黄帝派の医学、即ち「〈天〉の医療」がその形を整えつつあったのである。

第2節　医学の〈流〉の調整：黄帝派と扁鵲派の合流

　淳于意は文帝の下問に答えて言う。
　　○古（いにしえ）の聖人は…脈法を爲（つく）り、以て度量を起こし、規矩を立て、權衡を縣（はか）け、繩墨を案じ、陰陽を調り、人の脈を別ち、各々之に名づく。天地と相ひ應じ、人に参合す。
　また、斉を治めていた文王・劉則の病状を説明して、
　　○文王　年未だ二十に滿たず。脈氣の趨（はし）るに方（あ）たる。…天道四時に應ぜず。
　淳于意は黄帝派の主要概念であった〈天〉という言葉を使っている。当時の医療の主流は何と言っても黄帝派であった。そして脈診を基盤にして経絡の流れを把握し、鍼灸や薬物を併用して施療していた。明らかに黄帝派の流れを汲んでいると言える。しかし、その施療の記録、「淳于意カルテ」と呼ばれる全二十五件の中に、扁鵲に言及したものが一つだけある。それは斉王家の侍医・

遂が病気になり、淳于意がその家に立ち寄って診療を頼まれたときのことである。遂は五石を練って作った薬を服用していたが小便が出ない。淳于意が服薬をやめるように言うところから二人の問答が始まる。

> ○公の病は中熱す。論に曰く、中熱して溲せざる者は、五石を服すべからずと。石の薬たるや精悍なり。公 之を服して數々溲するを得ず。亟やかに服すること勿れ。色將に癰を發せんとすと。遂曰く、扁鵲曰く、陰石は以て陰病を治し、陽石は以て陽病を治すと。夫れ、藥石なる者には、陰陽水火の齊有り。故に中熱すれば即ち陰石柔齊を爲りて之を治し、中寒なれば即ち陽石剛齊を爲りて之を治すと。臣意曰く、公の論ずる所は遠し。扁鵲の言ふこと是くのごとしと雖も、然れども必ず審らかに診、度量を起こし、規矩を立て、權衡を稱り、色脈・表裏・有餘不足・順逆の法を合はせ、其の人の動靜と息と相應ずるを參じて、乃ち以て論ずべし。（カルテ【22】）

扁鵲の教えも大事であるが、病状を詳細に診察し、診断方法や用薬基準を決め、顔色と脈状・身体内外・陰陽の過不足・病状と用薬の適不適も考慮に入れて、動作と呼吸の関わりを参考にしなければならない。淳于意はそう主張する。このカルテに象徴的であるが、淳于意は黄帝派と扁鵲派の双方の長所を調合して臨機応変に使いこなそうとしていたのである。

では、その扁鵲派の長所とは何だろうか。今日、扁鵲派の理論と実際についてはその記録がきわめて乏しい。扁鵲自身が実際に治療を行なった記録は虢の太子を蘇生させる説話一つのみであ

る。そのなかで、御殿の中門に応対に出た中庶子から太子の病状説明を聴いた扁鵲は、最初に「私は治せます」と断言する。すると中庶子は身に付けた医学知識をくりだして反論する。そののち扁鵲は別の可能性・別の医学があることを切り出す。そしてまず診断法が間違っていると言う。以下に『史記』扁鵲倉公列伝から引用する。

　　○子 吾が言を以て誠ならずと爲さば、試みに入りて太子を診せよ。當に其の耳鳴りて鼻張るを聞くべし。其の兩股を循でて以て陰に至らば當に尚ほ温かなるべきなりと。

　中庶子は驚き、御殿に入って主君・虢君に報告する。

　　○虢君之を聞きて大いに驚き、出でて扁鵲を中闕において見て、曰く、竊かに高義を聞くの日久し。然るに未だ嘗て前に拜謁するを得ざるなり。先生小國に過ぎる。幸ひにして之を擧す。偏國の寡臣の幸ひ甚だし。先生有れば則ち活き、先生無くんば則ち棄捐せられて溝壑を塡め、長終にして反るを得ざらんと。言未だ卒らず、因りて噓唏服臆し、魂精泄横し、流涕長潸して忽忽として睞に承く。悲しみ自ら止むる能はず、容貌變更す。

　虢君はわざわざ中門まで出て、息子を救ってくださいと泣き崩れる。

　　○扁鵲曰く、太子の病のごときは所謂尸蹷なるものなり。

　扁鵲には〈病〉の全体像が見える。ここに三層の患者が存在する。一に太子、二に父親である虢君、三に虢国医学である。そして眼前に取り乱す虢君の不安を解消すべく病名を告げる。名前もわからず得体のつかめなかった〈病〉を一言で明確にすることは

淳于意の〈治療世界〉　123

大きな効果があったであろう。「太子さまのご病気は所謂、尸蹶というものです。」それから扁鵲は尸蹶の機序を説明し、弟子たちとともに治療を開始する。そして太子を蘇生させたのである。[19]
〈病〉の治癒にあたってはその全体を捉え、そこから部分へと向かう方向が〈癒〉となるものである。患者を中心とした「〈病〉の重層構造」＝「人間連鎖総体」を治療対象に据えることもその一つであろう。また正体不明の〈病〉に名称を明言する、即ち「病構機序総体」を捕捉することもまたその一つであろう。扁鵲は〈病〉の総体を捉えようとするところから始める。「全体から部分へ」、一言でこれを言えば、「〈全（ぜん）〉の医療」である。

　淳于意のカルテを読むとき、彼が病名を最初に明言する記述が多いことに気づく。

　　○成の弟・昌に告げて曰く、此の病は疽（しょ）なり。（カルテ【01】）
　　○臣意 之を診して曰く、湧疝（ゆうせん）なり。（カルテ【03】）
　　○臣意 其の脈を診して曰く、肺の消癉（せうたん）なり。（カルテ【06】）
　　○臣意 其の脈を診して曰く、遺積瘕（ゐせきか）なり。（カルテ【07】）
　　○臣意 其の脈を診して曰く、病は氣疝なり。（カルテ【10】）

など、二十五件のカルテのうち、実に十八件で、彼は患者もしくはその関係者にあらかじめ病名を明示している。しかも、重複を除いた病名十七種のうち十種が現行の『黄帝内経』には記載されていないもので、それらは淳于意の創意によるものか、或いは黄帝派以外で使う病名であったと思われる。そのいくつかは扁鵲派のものであったのだろう。淳于意は黄帝派の「〈天〉の医療」と扁鵲派の「〈全〉の医療」の合流地点に立つ人物であったのである。

おわりに

　治療師の診断と治療は記録に残り難い。〈治療世界〉の中身は秘密だからである。それを知るのは秘伝の伝授を受けた数少ない弟子か、もしくはその心身に治療を受けた患者かである。しかし、淳于意の〈治療世界〉は極めて稀有な事情によって記録に残った。

　人間の身体という空間のなかに〈病〉が発生する。そして人間はそれを治そうと働きかける。それが医療である。身体のなかの地図がないまま、それでも何とかしようと暗黒の空間に眼を凝らすが何も見えない。しかし、その空間に〈経絡〉という流路が存在し、そこを〈気〉が流通すると考え、鍼灸・薬物などを駆使してその流れの調整を試みる。淳于意の記録には今日の診断・治療とほとんど変わらない様子が描かれている。

　さまざまな〈治療世界〉は互いに関係を持ちながら時間と空間のなかに並んで〈治療世界系列〉という流れとなる。彼の時代までに黄帝派の流れと扁鵲派のそれがあった。黄帝派は〈天〉という概念を中心にして理論整備を進め、中国医学の圧倒的主流になってゆく。その結果が『黄帝内経』である。扁鵲派の「〈全〉の医療」はやがて中国医学の時空のなかに消えてゆく。しかしその理論と実践は文化のなかに深く沈潜してゆく。再度、『史記』の言葉を思い出したい。「黄帝・扁鵲の脈書」と記されたその意味は、もはや脈診のみを言うのではなく、学脈をも含んでいると解釈できる。淳于意は狭義には身体のなかの〈経絡〉、広義には「〈天〉の医療」と「〈全〉の医療」の二つの学脈、流れるものに働きかけ

て調整を試みたのである。彼の〈治療世界〉のエッセンスは「〈流(ながれ)〉のアジャストメント」であったと言えよう。

注
1) 本書、「扁鵲の〈治療世界〉：Ⅰ　虢太子蘇生説話」を参照されたい。
2) 本書、「華佗の〈治療世界〉：Ⅰ　曹操とのコントラスト」、及び、「華佗の〈治療世界〉：Ⅱ　〈全〉と〈要〉」を参照されたい。
3) たとえば、石田秀実、「淳于意のカルテ」（同、『中国医学思想史：もう一つの医学』、東京大学出版会、1992年7月、第3章の1）。または、山田慶児、「臨床医の精神：『史記』扁鵲倉公列伝」（同、『中国医学はいかにつくられたか』、岩波書店、1999年1月、第5章）など。
4) 『史記評林』巻105による。明・万暦四（1572）年に刊行されたこの書が、日本に伝来し、それ以降、研究者および漢方臨床家はこれによって淳于意のイメージを感得した。本稿はそのイメージを尊重しようと企図する。
5) 『列女傳』巻6　辯通傳・齊太倉女。引用は『列女傳校注』、台湾中華書局による。
6) 『史記評林』巻9　呂后本紀による。
7) 『史記評林』巻10　孝文本紀による。
8) 石田秀実、「原『黄帝内経』と『素問』『霊枢』」（同、前掲書、第3章の6）、114ページ。
9) 山田慶児は黄帝の対話相手に着目して各論文の成立年代を整理・推定している。そして「黄帝－雷公」「黄帝－少師」を前漢、「黄帝－伯高」を新、「黄帝－少兪」「黄帝－岐伯」を後漢にそれぞれ割り当てている。詳しくは、山田慶児、「計量解剖学と人体計測の

思想」(同、『中国医学の起源』、岩波書店、1999 年 7 月、第 7 章)、374 〜 378 ページ。
10) 淳于意の〈治療世界〉を時間的・歴史的に眺めたものとして、本書、「淳于意の〈治療世界〉：Ⅰ 漢文帝下問説話」を参照されたい。そこでは『黄帝内経』の成書過程に時を同じくして、文帝の下問を受けて淳于意が自らの〈治療世界〉を語ったものが、今日『史記』扁鵲倉公列伝に残る記録であるとして、その絶妙なタイミングについて述べた。
11) 前掲 4) に同じ。
12) 『史記』の同所に「左右に諸侯に行游して、家を以て家と爲さず」とあるので臨淄の自宅を離れていた期間が多かったようである。
13) 郭沫若、〈両周金文辞大系下編〉、《郭沫若全集》、考古編第 8 巻、科学出版社、2002 年 10 月、頁 464〜466。尚、図が〈両周金文辞大系录編〉、《郭沫若全集》、考古編第 7 巻、科学出版社、2002 年 10 月、頁 583 にある。
14) 郭沫若、〈稷下黄老派的批判〉、《十批判書》、群益出版社、1950 年、が夙にこのことを指摘している。併せて、森安太郎、「黄帝伝説」(同、『黄帝伝説：古代中国神話の研究』、京都大学人文学会、1970 年 7 月 所収) も参照されたい。
15) 扁鵲の医学思想については、本書、「扁鵲の〈治療世界〉：Ⅰ 虢太子蘇生説話」で述べた。
16) 黄帝派の医学思想については、本書、「黄帝の〈治療世界〉：Ⅰ 雄々しき帝・黄帝」、及び、「黄帝の〈治療世界〉：Ⅱ 悩める帝・黄帝」で触れた。
17) 臨淄と長安の比較については、既に、服部克彦、「臨淄と長安」、『龍谷史檀』、43、1958 年 6 月 が詳しい。また、臨淄に焦点を絞っ

た論考として、関野雄、「斉城臨淄の調査」(同、『中国考古学研究』、東京大学出版会、1956年7月 所収) など、臨淄は早くから研究対象になっている。活発で魅力的な都市であったことの証左である。尚、斉の文化については、谷中信一、『斉地の思想文化の展開と古代中国の形成』、汲古書院、2008年1月が詳しい。谷中は中国をいくつかの文化圏に分け、中国史をそれら文化圏の複合体として捉えようとし、とりわけて斉の地に注目している。

18) 丸山昌朗は三部九候診を黄帝流、寸尺診を扁鵲流としている。(丸山昌朗、『鍼灸医学と古典の研究』、創元社、1977年4月、特に、第四編「脈診の研究」。) また、山田慶児は「三部九候診と古代医学形成のパターン」の中で、三部九候診から寸関尺脈法に向かう黄帝学派の内部諸派 (黄帝派・少師派・伯高派・岐伯派) の関係を考究している。(山田慶児、『中国医学の起源』、岩波書店、1999年7月 所収。)

19) 詳細は前掲15)の本書、「扁鵲の〈治療世界〉: I 虢太子蘇生説話」。尚、この「尸蹶 (尸厥)」という病名は現行『黄帝内経』に二回出る (素問・繆刺論篇、及び、素問・本病論篇)。

華佗の〈治療世界〉

○華佗の位置

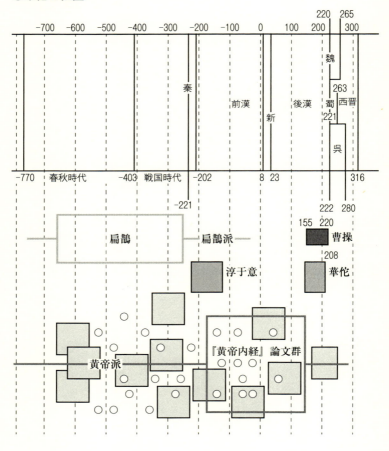

I　曹操とのコントラスト

はじめに

　後漢末から三国時代初期にかけての中国には華佗という名の名医がいた。彼の字は元化、また、一名を旉と言い、現在の安徽省亳県にあたる沛国の譙の出身であり、その伝は『後漢書』方術伝、及び『三国志』魏書にある。

　前・後併せて四百年間続いた漢王朝の政治は、宦官と外戚の専横によって腐敗し、漸く末期を迎えようとしていた。疫病の蔓延するなかに農民主体の民間信仰集団・黄巾の党による反乱が世相の混乱に拍車をかけ、諸豪族はその機に乗じて自身の勢力拡張を画策していた。そうした時代にあって、華佗は若い頃に各地を遍歴して研鑽を積み、やがて名医、はては神医とまで呼ばれるようになっていった。彼の業績の最たるものを二つ挙げるとすれば、それは「五禽戯」と「麻沸散」であろう。「五禽戯」とは体操術である。虎・鹿・熊・猿・鳥の五種類の動物の形態を模写したもので、華佗はこれを創り上げ、自らも実践し、また弟子や患者にも教えたと言われている。「麻沸散」とは華佗が創製した全身麻酔薬である。彼はこれを患者に投与して切開手術を行なったとされている。しかし、その処方構成・使用方法などの記録が残っていないために医学史の世界では信憑性が揺れている。

　この華佗が構築しつつあった〈治療世界〉を考察する手段とし

て、同時代を生きたもう一人の人物・曹操と対照してみようと思う。曹操(155〜220)は「乱世の奸雄」としてあまりにも有名である。宦官・曹騰の養子となって勢力を持った夏侯嵩(改姓して曹嵩)の子として生まれ、父・曹嵩の威光で漢王朝の軍人として台頭した。黄巾の乱の平定に活躍し、献帝を擁して実権を掌握し、魏王に封じられ、帝位を奪おうとの野心を見せたが、赤壁の戦いで呉の孫権(182〜252)と蜀の劉備(161〜223)の連合軍に敗退し、魏・呉・蜀の三国鼎立となってゆく。周知のくだりである。この曹操もまた沛国・譙の出身なのである。華佗の正確な生年については不明であるが、彼らは時間的にも空間的にもほぼ同じスタートを切ったのである。

第1章　二つの〈治〉

　従来、華佗については主として医療の領域で、曹操については主に政治の分野でさまざまに論じられてきた。本稿では、華佗と曹操、両者の関係が見える視座を摸索する。手始めに「治」という文字に注目したい。文字右上の「ム」の部分は先の曲がった棒。この棒で、右下の「口」が表わす物に作用を施す形となる。そして左の「氵」が水を表わすので、「治」全体で「道具を使って人為を加え、流れを良くする」という意味があるとされている。この「治」という漢字は日本語の訓読みでは「なおす」とも読めば、「おさめる」とも読む。「なおす」から派生した言葉には、「治癒」「治療」「完治」「不治」など医療に関わるものが多い。他方、「おさめる」から派生した言葉には、「治安」「治政」「自治」「統治」など

政治に結びつくものが多い。漢民族は約五万種類の文字記号、即ち漢字を創った。そのなかの一つの漢字が医療と政治の両義性を持っていることになる。ここに中国の医療或いは政治、ひいては文化を読み解く鍵がある、と言ってよいのかも知れない。ともあれ、「なおす」でもあり、「おさめる」でもあるこの字の根源の意味が「人が働きかけて流れをととのえる」ということを踏まえ、以下では〈治〉をめぐる華佗と曹操の対比を試みる。

　中国医学の歴史は数千年前に遡ることができる[4]。黎明期はシャーマンによる呪術医療＝「毉」の色彩が濃かった。その後、治療経験の蓄積と病気機序の考究によって、医学は急速に進展を遂げ、〈経穴〉〈経絡〉などの概念を駆使して理論が整備され、やがて鍼灸技法と薬物療法が一体化した総合医療＝「醫」が形成されていった。その時期を中国医学の形成期ととらえれば、およそ漢王朝がそれにあたり、華佗はこの漢王朝末期に位置する。

　万物は〈気〉によってできているとの「〈気〉の思想」が徐々に形成され、医学の理論を補強してゆくと、人体そのものも〈気〉で造られているのはもとより、その流路が〈経絡〉であって、その流れのそこかしこに存在し、流れを調整する作用点が〈経穴〉である、となれば、人体内部の〈気〉の流通不全がとりもなおさず〈病(やまい)〉ということになる。治療師たちはそうした考えにもとづいて診断と治療の技術鍛錬に取り組む。その一人が華佗であったのである。

　華佗の生年は正史である『後漢書』にも『三国志』にも明記されていないが、誕生地は沛(はい)国・譙(しょう)と書かれている。中国大陸全

華佗の〈治療世界〉

体から見れば太平洋に近い東部に位置するこの地は、現在は安徽省に属している。彼の家系が代々どんな生業に就いていたのか不明であるが、青年時代の華佗は主に徐州の地に学んだ。そして各地を遍歴してさまざまな知識や技術を学ぶなかに、治療師として名を成していったのである。沛国の相(行政長官)・陳珪が孝廉(地方から学問や徳行の優れた人物を中央に官吏として推薦する制度)に推挙したり、太尉(三公の一人で、軍事を管理する官僚)・黄琬が招聘することもあったが、それらすべてを断り、政界との関係を避けて医業に励んだ。正史の記すところである。

　治療師・華佗にとって、人体内部の〈気〉の流れに働きかけて「ととのえる」ことが課題であった。社会全体から見れば極めて小さい存在ではあるが、その構成の基本単位である人間の身体に働きかけて〈気〉の流れを「ととのえる」、つまりは「なおす」、そこに生涯を賭けたのである。それが〈治療世界〉を構築しようとする華佗の真の姿であったと言えよう。

　曹操のイメージは、元末明初の羅貫中が書いた歴史小説『三国志演義』によって民間に定着した。「乱世の奸雄」つまり漢王朝を簒奪した逆臣というように人々には受けとめられている。しかし『三国志演義』はもちろん正史に拠ってはいるが、民間の講談や芝居などを加味して史実と虚構をないまぜにした小説であって、作者による潤色が濃い。正史の描くところによって描き直せば、濁流(宦官の家系)ではあるが経済的に裕福な曹家に生まれた彼は、暗愚な霊帝を取り巻く中央政府の腐敗への憤懣、清流官僚への反発などもあり、自由奔放でかつ任俠放蕩の青年時代を過ごしたよ

うである。その一方で、兵法書『孫子』に注をつけるなど学究肌な面もあり、また、楽府形式の詩を多く詠む詩人でもあった。

　当時、王朝政府の弱体化は社会のいたるところにその綻びが出ていた。その最も甚だしいものが黄巾の乱であった。疫病が拡がるなかにあって病気なおしの祈祷に端を発し、民間信仰の太平道を主唱する張角（？〜184）は貧窮する膨大な数の農民を吸収して挙兵した。そして反乱は反政府的な土豪と結びついて手の付けられないほど大規模化した。曹操は王朝の軍部に騎都尉として所属し、暴動鎮圧に活躍した。一時、済南の相となった曹操は、政界と賄賂によって結託する淫祠邪教を粛正するなどの政策を断行し、この時代としては出色の、決断力と実行力のある政治家であった。

　その後、鎮圧されたとは言え、黄巾の残党は各地に燻り、東北の異民族・烏桓の進出などもあって、後漢王朝の権威は地に墜ちていた。中央では霊帝廃帝の動きもあったが、これは事前に発覚して瓦解した。189年の霊帝病没の後、太尉・何進（？〜189）は宦官一掃・人事刷新をめざしたが、曹操はこれからも距離を置き、何進の後に台頭した董卓（？〜192）の専横政権からの誘いも断った。190年、この董卓打倒の動きが起こると、曹操はこれに呼応し、各地に偽の勅令を発して挙兵を促し、次第に勢力の中枢に入るにつれて、その軍事力は強大なものとなっていった。192年に董卓が部下に謀殺されると、曹操は政敵の袁紹（？〜202）と対立しながらも、献帝を奉じて許に都を構え、司隷校尉（警視総監）・録尚書事（行政長官）・大将軍を一身に兼ね、政治権力を整え、やがて天下覇業の志を抱くようになっていったのである。

曹操の生きた時代は混沌錯綜していた。そうしたなかにあって、彼は彼なりの人生を描こうとした。その功罪の評価はさておくとしても、決断と実行の積み重ねによって当時の社会の停滞と腐敗に流れをつくり、悪しきものを流し捨て、良きものを注ぎ込もうとした。換言すれば、社会という巨大なものに働きかけて「ととのえる」、つまりは「おさめる」、そこに文字通り命を張り、独自の〈政治世界〉を創り出そうとしたのであった。

第2章　二つの〈治〉の接触

　一方、この後漢末期から三国時代初期にかけての混沌に生まれ合わせた華佗は人体内部の〈気〉の流れに働きかけて「ととのえる」＝〈なおす〉ことを試みた。曹操は社会に働きかけて政治上の流通不全を改善すべく「ととのえる」＝〈おさめる〉ことに挑んだ。前者にとっての〈治〉とは〈治療世界〉の構築であり、後者にとっての〈治〉とは〈政治世界〉の創造であった。そしてこの異質な二つが接触したのである。

　まず、華佗と曹操の関わりが正史のなかでどのように描写されているかを見てみよう。最初は『後漢書』である。前漢・司馬遷（前145〜前86）の『史記』はそれまでの歴史記録から歴史物語へと史書の体様を一新した。所謂、紀伝体への記述形態の変革である。このことは後に続く歴史家たちを啓発し、後漢・班固（32〜92）は前漢王朝の歴史を『漢書』にまとめた。続く後漢王朝についての史書としては、官撰の『東観漢記』、三国時代に入って呉・謝承の『後漢書』、呉・薛瑩(せつえい)の『後漢紀』ほか同種の書名で数多く

のものが世に出たが、正史の流れは六朝・宋・范曄（398〜445）の『後漢書』に辿り着く。その『後漢書』のなかから華佗と曹操の関係が描写されている箇所を並べてみる。

　『後漢書』巻72・方術伝
① 曹操聞きて佗を召し常に左右に在り。操 積しく頭風眩に苦しむ。佗 鍼するに手に隨ひて差ゆ。
② 人と爲り性として意を得難きを惡み、且つ醫を以て業とせらるるを恥づ。又、家を去りたれば歸らんと思ふ。乃ち操に就き、還り方を取らんことを求め、因りて妻の疾に託して數期 反らず。操 書を累ねて之を呼び、又郡縣に敕して發遣せしむ。佗 能を恃み事を厭ひ、猶ほ至ることを肯ぜず。操 大いに怒り人をして之を廉せしむ。妻の詐疾なるを知るや、乃ち收へて獄訊に付し、考驗するに首服す。荀 彧請ひて曰く、佗の方術實に工なり。人命の懸る所なり。宜しく全宥を加ふべしと。操 從はず。竟に之を殺す。佗 死に臨み一卷の書を出だし、獄吏に與へて曰く、此れ以て人を活かすべしと。吏 法を畏れ、敢へて受けず。佗 強ひて與へず、火を索め、之を燒く。

次は西晋・陳寿（233〜297）の手に成る『三国志』の中の魏書である。初め蜀に仕えて歴史編纂に携わった陳寿は、蜀の滅亡後、晋に仕えた。この晋が魏から禅譲を受けて成立したという事情もあって『三国志』は魏を正統としている。分量的にも全六十五巻の内訳は、魏書三十巻、呉書二十巻、蜀書十五巻と魏書が最

も多い。その魏書のなかから華佗と曹操のつながりを描いた箇所を抜き出してみる。

　『三国志』魏書・巻29[8)]

③　太祖聞きて佗を召す。佗 常に左右に在り。太祖 頭風に苦しみ、發する毎に心亂れ目眩む。佗 鬲(かく)に鍼す。手に隨(したが)ひて差(い)ゆ。

④　後、太祖 親(みづか)ら理む。病を得て篤重なれば、佗をして專ら視しむ。佗曰く、此れ濟(すく)ふこと難きに近し。恆に攻治を事とせば、歲月を延ばすべしと。

⑤　佗 久しく家に遠ければ、歸らんと思ふ。因りて曰く、當(まさ)に家の書・方を得べし。暫く還らんと欲するのみと。家に到り、辭するに妻の病を以てす。數々(しばしば)期を乞ふも反らず。太祖 書を累ねて呼び、又郡縣に勅して發遣せしむ。佗 能を恃(たの)み食事を厭ひ、猶ほ道に上(のぼ)らず。太祖大いに怒り、人をして往檢せしむ。若し妻 信(まこと)に病ならば小豆四十斛を賜ひ、寬く限日を假(あた)へ、若し其れ虛詐あらば、便ち收へて之を送れと。是に於て許の獄に傳付し、考驗するに首服す。荀彧謂ひて曰く、佗の術 實(まこと)に工(たくみ)なり。人命の縣る所なり。宜しく含み之を宥(よろ)すべしと。太祖曰く、憂へざれ。天下に當(まさ)に此の鼠輩無かるべけんやと。遂に佗を考竟す。佗 死に臨み、一卷の書を出だし、獄吏に與へて曰く、此れ以て人を活かすべしと。吏 法を畏れ、受けず。佗も亦た彊(し)ひず。火を索め之を燒く。

⑥　佗の死後、太祖の頭風未だ除かれず。太祖曰く、佗は能

く此を愈す。小人は吾が病を養ひ、以て自ら重んぜられんと欲す。然れども吾 此の子を殺さずとも、亦た終に當に我の爲に此の根原を斷たざるべきのみと。
⑦ 後、愛子倉舒の病み困しむに及び、太祖歎きて曰く、吾華佗を殺ししを悔ゆ。此の兒をして彊死せしむるなりと。

『後漢書』も『三国志』も正史ではあるが、描写は各所に差異がある。歴史記述は畢竟、書き手のイメージのなかに映像化されたものであることを免れないのであろう。

　曹操には持病があった。①には「積しく頭風眩に苦しむ」、③には「頭風に苦しみ、發する毎に心亂れ目眩む」とある。その持病は「頭風（眩）」と名が書かれている。激しい痛みが発作的に襲う、慢性の頭痛であり、脳腫瘍も含まれる。当時、後漢王朝はいまだ残存し、そこにさまざまな人々の野望が絡みつく。混迷する政界に働きかけて流れをととのえ、おさめ、おのれの納得のゆく〈政治世界〉を創り出そうとする〈治〉の営為は、さぞかし曹操の心身に異状を引き起こす苛酷なものであったことであろう。「太祖親ら理む。病を得て篤重なれば、…」（④）とあるのは曹操が政治権力を握った頃から身体に変調が現れてきたことを示している。

　「太祖聞きて佗を召す。」（③）誰がどういうつながりで華佗を連れてきたのか、正史には記載がないが、〈病〉を通して華佗と曹操は出会う。政治家・曹操にとって多様かつ多数の人材は必要であった。〈政治世界〉は一人では構築できない。まして、中国には

春秋・戦国の世には諸子百家の人士たちが活躍した風土がある。曹操の周囲には当然のことながら各種の知識人・技術家が集まる。既に華佗は名医として名を馳せていた。仮に神医の医術というものがあれば、戦場で重傷を負った武将に神妙な治療を施して再起させ、戦場に復帰させることが可能である。華佗にはそれがある。だから華佗は何人もの武将、何万もの大軍に匹敵する価値がある。「佗 常に左右に在り。」(③) 曹操は華佗を持ち駒として握った。「佗をして専ら視しむ。」(④) 華佗を専属の侍医とした。まずは曹操の「頭風（眩）」の治療が最優先であった。華佗はその期待に応える治験を示した。「佗 鍼するに手に随ひて差ゆ。」(①) 華佗の鍼治療によってそのつど曹操は回復したと記述されている。③には「佗 鬲に鍼す。手に随ひて差ゆ」と治療部位の記載がある。「鬲」とは横隔膜と言われているが、定かではない。しかし、華佗の施術によって「頭風（眩）」は一時的にせよ鎮静する。曹操にとってこれほどありがたいことはない。華佗を侍医として重宝するようになった。秘蔵の宝である。自分と家族、或いは麾下の武将たちの治療に専念するだけでよい。それ以外はしなくてよい。けれども華佗は曹操の「頭風（眩）」に完治の可能性は無いとみている。「佗曰く、此れ濟ふこと難きに近し。恆に攻治を事とせば、歳月を延ばすべしと。」(④) 〈政治世界〉の構築よりも病気治療を優越させない限り、完治は無理との見立てである。〈病〉の根源の解決を初手から捨てている患者の、そのつどの応急処置にだけ拘束される境遇に華佗は不満を持ち始める。華佗は自分の納得のゆく〈治療世界〉を構築したいのである。貧富・貴賤に関わりなく病める人を救いたいのである。特定の人々だけを助けた

いのではない。かくて曹操の〈政治世界〉と華佗の〈治療世界〉に確執が生じることとなる。

「人と為り性として意を得難きを悪み、且つ醫を以て業とせらるるを恥づ。又、家を去りたれば歸らんと思ふ。乃ち操に就き、還り方を取らんことを求め、因りて妻の疾に託して數期反らず。」(②)「佗　久しく家に遠ければ、歸らんと思ふ。因りて曰く、當に家の書・方を得べし。暫く還らんと欲するのみと。家に到り、辭するに妻の病を以てす。數々期を乞ふも反らず。」(⑤)長く故郷を離れており、医書・処方箋を取りに帰りたいと曹操に願って帰郷するが、華佗には曹操のもとに戻る意思はない。妻の病気を理由に戻らない。曹操は幾度も催促をするが、華佗は休暇の延長を願うばかりで戻ろうとしない。「操　書を累ねて之を呼び、又郡縣に敕して發遣せしむ。佗　能を恃み事を厭ひ、猶ほ至ることを肯ぜず。」(②)「太祖　書を累ねて呼び、又郡縣に勅して發遣せしむ。佗　能を恃み食事を厭ひ、猶ほ道に上らず。」(⑤)「食事」とは食禄である。華佗には曹操の禄を食むつもりがない。

曹操の〈政治世界〉はやがては中華全体に及んでゆこうとするものであった。その延長線上には皇帝の位がある。言葉を換えれば、天子、つまりは天帝の子としてすべてを「おさめる」。そこに到達するには徳というものが必須である。だから、むやみと感情的な行動をすることは許されない。命令に反抗する華佗を曹操は法的に冷静に処置しようとする。②には「操　大いに怒り人をして之を廉せしむ。妻の詐疾なるを知るや、乃ち收へて獄訊に付し、考驗するに首服す」とある。この部分、⑤では「太祖大いに怒り、人をして往檢せしむ。若し妻信に病ならば小豆四十斛を

賜ひ、寛く限日を假(あた)へ、若し其れ虛詐あらば、便ち收へて之を送(とら)れと。是に於て許の獄に傳付し、考驗するに首服す」と詳しい。細かい法的手順を踏んでいることが描写されている。裏を返せばそれだけ曹操の怒りが激烈である証拠である。

ここに二つの正史はともに荀彧(じゅんいく)を登場させる。荀彧(163〜212)は曹操の補佐を務める人物で、いわば懷刀(ふところがたな)である。彼は華佗の命乞いをした。「佗の方術實(まこと)に工(たくみ)なり。人命の懸る所なり。宜(よろ)しく全宥を加ふべし。」（②）⑤もほとんど同じである。曹操の〈政治世界〉にとって華佗の〈治療世界〉は欠かせないものであるから抹殺してはいけません、そういう主旨である。しかし曹操はこれを容れなかった。⑤には曹操の言葉が書かれている。心配せずともよい。これくらいのやつはごろごろいる。「憂へざれ。天下に當に此の鼠輩無かるべけんや。」曹操はみずからの〈政治世界〉の厳格さを世に示すために華佗の〈治療世界〉を握り潰したのであった。

華佗は死に臨んで書を遺そうとしたが、処罰を恐れた獄吏に受け取ってもらえなかった。それで華佗自身がこの書を焼き捨てた、と②にも⑤にもある。その書には華佗の〈治療世界〉の詳しい内容が書かれていたであろう。おそらく麻酔薬「麻沸散」の製法・用法も灰になったに違いない。

華佗の〈治療世界〉は曹操の〈政治世界〉によって押し潰された。そうではあるが、『三国志』にはまだその先の記述がある。「佗の死後、太祖の頭風未だ除かれず。太祖曰く、佗は能く此を愈(いや)す。」（⑥）華佗を処刑したのち曹操はそれを後悔した。持病の

「頭風」はまた起こるだろう。しかし彼の後悔は素直ではない。「小人は吾が病を養ひ、以て自ら重んぜられんと欲す。然れども吾 此の子を殺さずとも、亦た終に當に我の爲に此の根原を斷たざるべきのみ。」(⑥) あいつはわしの治療をすることで重用されようとしていた。わしがあいつを殺さずにおいたとしても、わしの病気を根治できなかったであろう。なんとも煮え切らない心情を吐露している。

　しかしその次の記述は別のエピソードを紹介している。「後、愛子倉舒の病み困しむに及び、太祖歎きて曰く、吾 華佗を殺ししを悔ゆ。此の兒をして彊死せしむるなりと。」(⑦)

　曹操には二十五人の息子がいたとされているが、とりわけ聡明な曹沖（字は倉舒）に期待をかけていた。その愛児が病気で危篤に陥った。華佗を殺したことが悔やまれる。この子をむざむざと死なせることになってしまった。そう言って嘆く曹操の心は痛恨そのものである。

　曹操の〈政治世界〉と華佗の〈治療世界〉の接触に関して、『後漢書』と『三国志』の二つの正史とはかなり異なる描写をしているのが小説『三国志演義』である。その第七十八回、呉の孫権に斬られた蜀の関羽が、夜な夜な曹操の夢枕に立つようになる。曹操は厄祓いにと宮殿新築を思い立つ。その築材として選んだ樹齢数百年の梨の木がどうしても切れないとの報告にみずから出向いて剣を刺すと、この神木から血が吹き出て満身に浴びる。それ以降、割れるような頭痛に苦しむ曹操に、重臣の華歆が華佗を推薦する。招かれた華佗は曹操の脈を診たのち、頭部の切開手術を勧め、毒矢に当たった関羽の臂も骨を刮って治療したことを語る。

しかし曹操は「臂と頭は比べものにならぬ。関羽とのよしみで復讐に来たのか」と怒り、華佗を牢に下す。華佗は獄中で死ぬ。『三国志演義』ではかなり脚色が施されている。小説では、史実であるか否かよりも人々の心にどれだけ感銘を与えるかが重視される。それはそれで良いとして、曹操の〈政治世界〉が華佗の〈治療世界〉を押し潰したことは正史の二書に同じである。

けれども、一方が他方を破壊したというだけの理解でよいものであろうか。華佗も曹操も後漢末期から三国時代初期にかけての混沌の中を生き抜こうとした。だが、二人の生き様には大きな懸隔があった。華佗は人体内部の〈気〉の流れに働きかけて「ととのえる」＝〈なおす〉ことを探究した。曹操は社会に働きかけて政治上の流通不全を改善すべく「ととのえる」＝〈おさめる〉ことに挑戦した。〈治〉という文字には二重の意味（double meaning）があり、内部＝人体を「なおす」ことよって外部＝社会を「ととのえる」視角が〈治療世界〉の構築であり、先に外部＝社会を「おさめる」ことによって内部＝人体の安穏も「ととのえる」ことができるとする視角が〈政治世界〉の創造である。前者を実践したのが華佗、後者を実行したのが曹操。外見は華佗の〈治療世界〉が曹操の〈政治世界〉によって潰されたのではあるが、二つの異質なものの接触は単なる勝ち負けでは済まされない。[10] 華佗という一個人は殺されたが、その〈治療世界〉は未完成ではあったものの、その後の中国医学の歴史のなかで永遠に生き続けている。一方、華佗を殺した曹操は生き残ったが、「頭風（眩）」はその後も続いた。貴重な人材としての名医を捨てた政治家は自分の有効手段を減らしてしまった。つまりは〈政治世界〉

の〈病〉の因を新たに作ってしまった。曹操が志半ばでこの世を去るのはそれからまもなくであった。

おわりに

　華佗と曹操は同じ時期・同じ場所に生まれた。二人は互いの存在を意識することはなかったであろうが、無意識の接触をすでに出生の時点でしていたと言えないこともない。それはともあれ、時間的にも空間的にも同じスタートを切った二人が、後漢末から三国時代初期にかけての社会の混乱にそれぞれ別種の働きかけをして流動する混沌を整序しようとした。そして華佗は〈治療世界〉の構築を、曹操は〈政治世界〉の創造をめざした。それだけであれば、この二つの世界にはそれほど重大な関係は生じなかったに違いないが、〈病〉を媒介として接触をするに至ったのである。歴史のいたずらかも知れない。華佗は曹操によって殺されてしまった。しかし接触のもたらしたものはそれだけにとどまらなかった。華佗の〈治療世界〉は恒久の生命を持って中国医学史に残ることとなり、曹操の〈政治世界〉は政治上の新たな〈病〉を孕み、ほどなく滅んでしまったのである。

　二つの異質なものが接触するとき、それが引き起こす事象は、単なる物理的な力による勝ち負けのみではなく、もっと深遠かつ複雑な意味の波紋を生じるものである。曹操の〈政治世界〉と華佗の〈治療世界〉のコントラストはそうしたことを後世の我々に考えさせてくれる。

II 〈全〉と〈要〉

はじめに

　人は病むことがある。しかし、人は癒すこともできる。そして、如何にして癒せばよいか、人は古来、工夫を重ねてきた。個人的な限界もあった。政治や経済や宗教など、時代のさまざまな制約もあった。限界や制約があったにも拘わらず人は努力した。その結果、人は実に多種多様な〈治療世界〉を創り出した。それゆえ〈治療世界〉のそれぞれにはそれを創った人の個性が反映している。〈治療世界〉にはそれぞれの特徴がある。それはエッセンスとも言える。究極のところ、このエッセンスが〈治療世界〉の魅力であり、また〈癒〉の根源であるのかもしれない。薬に喩えれば、主成分である。多種多様な〈治療世界〉のなかで、本稿は、後漢末から三国時代初期にかけて中国に生きた華佗という治療師が構築した〈治療世界〉のエッセンスを考察しようとするものである。

第1章　「全体」を見据える：〈全〉のパースペクティブ

　名医と呼ばれる多くの人々に共通する要件の一つは、視野の大きさ、つまり〈病〉の「全体」を見据えていることであるかも知れない。その大きな視野のなかに患者の病苦はすっぽり受け入れ

てもらえるだろう。安心して治療を任すことができる。それは患者にとっての幸いである。しかし、その「全体」とは何であろうか。華佗の〈治療世界〉における「全体」を史料にあるいくつかの説話から読み取ってみたい。

第1節　再発症予告説話：患者の〈病〉のストーリーを読み取る

　華佗の伝は『後漢書』方術伝と『三国志』魏書にある。そして彼の医案、つまり治験例は、前者に十五種、後者はそれをすべて含みつつ、他を入れて二十一種を記載している。またこれ以外に『鍼灸甲乙経』自序に一種、『太平広記』に引く『孔氏志怪』に一種、合計二十三種が存在する。これらのなかには、華佗が治療時の患者の病態のみならず、短いもので治療後三年、または、長いものは十八年後を見越しての発言がある。

　まず、三年先を見通したものを見る。

　　『後漢書』巻72・方術伝[11]
　　①-A　廣陵の太守 陳登 忽ち匈中の煩懣を患ひ、面赤くして食はず。佗 之を脈とりて曰く、府君は胃中に蟲有り。内疽を成さんと欲す。腥物の爲す所なりと。卽ち湯二升を作る。再び服し、須臾にして三升許りの蟲を吐き出す。頭赤くして動き、半身は猶ほ是れ生魚の膾のごとし。苦しむ所 便ち愈ゆ。佗曰く、此の病、後三朞にして當に發すべし。良醫に遇はば救はるべしと。登 期に至りて疾動くも、時に佗在らずして遂に死す。

同じ記事が『三国志』魏書・巻29[12]には、

華佗の〈治療世界〉　147

①-B 廣陵の太守 陳登 病を得。胸中煩懣し、面赤く、食はず。佗 之を脈とりて曰く、府君は胃中に蟲數升有り。内疽を成さんと欲す。食ひし腥物の爲す所なりと。卽ち湯二升を作り、先づ一升を服せしむ。斯須(ししゅ)にして盡く之を服せしむ。食頃(しょくけい)にして二升許りの蟲を吐き出す。赤き頭は皆動き、半身は是れ生魚の膾なり。苦しむ所 便ち愈ゆ。佗曰く、此の病、後三期にして當に發すべし。良醫に遇はば乃ち濟救せらるべしと。期に至り果して發動する時、佗在らず。言のごとくして死す。

広陵の太守であった陳登が、胸がむかつき、顔が赤くなり食欲がなくなった。華佗は脈診をして、生ものを食したのが原因で胃の中に寄生虫がいて腫れ物ができていると見立てる。AとBに飲み方の差があるが、飲み薬を飲ませて寄生虫を吐かせると、症状は治まる。しかし、華佗は三年後の再発を予告する。三年後に名医に会えれば助かるだろうとも付け加える。しかし、三年後、予告通り再発するが、その時に華佗はこの世におらず、陳登は死ぬ。

次は十八年先を見通した記事である。『後漢書』方術伝に、

②-A 初め軍吏の李成 欬に苦しみ晝夜寐(い)ねず。佗 以て腸癰(よう)と爲し、散兩錢を與へ之を服せしむ。卽ち二升の膿血を吐く。此に於て漸く愈ゆ。乃ち之を戒めて曰く、後十八歳にして疾 當に發動すべし。若し此の藥を得ざれば差やすべからずと。復た散を分ちて之に與ふ。後、五六歳にして里人 成の先の病のごとき有り。藥を請ふこと甚だ急なり。成 憨(あはれ)みて之に與ふ。乃ち故(ことさ)らに譙に往き、更に佗より求むるに、適々(たまたま)收へら

るるに値ふ。意言ふに忍びず。後十八年にして成の病發す。藥無くして死す。

『三国志』魏書には、

②-B　初め軍吏の李成 欬嗽に苦しみ晝夜寐ねず。時に膿血を吐く。以て佗に問ふ。佗言ふ。君は腸癰を病む。欬の吐く所は肺より來たるに非ざるなり。君に散兩錢を與ふ。當に二升餘の膿血を吐くべし。訖れば快ならん。自ら養へば、一月にして小起すべし。好く自ら將に愛しまんとすれば、一年にして便ち健ならん。十八歳にして當に一たび小發すべし。此の散を服せば亦た行々復た差えん。若し此の藥を得ざれば、故より當に死すべしと。復た兩錢の散を與ふ。成 藥を得て去る。五六歳にして親中の人に成の如きを病む者有り。成に謂ひて曰く、卿 今 彊健なり。我 死せんと欲す。何ぞ急無きを忍び藥を去ひ、以て不祥を待つや。先づ持ちて我に貸せ。我 差ゆれば卿の爲に華佗により更に索めんと。成 之を與ふ。已に故らに譙に到る。適々佗の收へらるるに値ふ。忽々としてよりて求むるに忍びず。後十八歳にして成の病 竟に發す。藥の服すべきもの無くして以て死に至る。

軍の役人である李成が咳で眠れない。華佗の見立ては腸癰である。Aでは散薬を与えると血膿を吐いて治ったとある。Bでは血膿を吐けば快方に向かい、その後の養生で一年すれば治ると説明して散薬を与えるとなっていて、やや違いがあるが、AもBもともに華佗は十八年後の再発を予告する。そしてその時のためにと

華佗の〈治療世界〉　149

薬を持たせる。ところがそれから五、六年してAでは李成の近所の者、Bでは親戚の者が同じ症状に苦しみ、李成は後でまた華佗にもらえばよいと考えてその薬を与える。しかし薬を求めて華佗を訪れると、折しも華佗が逮捕されるところで、言い出しにくく薬は手に入らず、十八年後に再発し、華佗の予告通り李成は命を落とす。

　華佗にとっては〈病〉とは患者の心身を舞台に繰り広げられる一つのつながった物語であった。患者は現在の症状の解決をまず求める。治療師がそれを患者に与えるだけでも治療は成立し、患者は感謝するだろう。しかし、華佗は違う。華佗にとってはひとしきりの治療によって〈病〉の症状が表面上は見えない、埋没したものになるだけである。そして埋没したものは伏線としてつながってゆき、いつしかまた表面に現われる。①と②の話は治療後三年と十八年の長短の差異があるが、華佗は〈病〉をストーリーとして読み取っていたのである。「病変文脈総体」と言おうか。その「全体」を読み取り、それに働きかけていたのである。そして結果的には、どちらの場合も再発症の時に華佗による治療を受けることができず、患者は死に至る。そのことまで華佗は見越していたが、寿命がそこまでであるとは言わなかった。患者自身がこの「病変文脈総体」を正しく理解していなかった。つまりは華佗の〈治療世界〉の領域外に出てしまった。それが最も根本的な死因であったと言えよう。

第2節　残余命明言説話：患者の生涯という「全体」を読み取る

　華佗が患者の残りの寿命を明言する話がある。『後漢書』方術

伝に、

> ③-A　疾む者有り。佗に詣り療を求む。佗曰く、君の病根深し。因りて當に腹を剖破(ぼう)破すべし。然れども君の壽も亦た十年を過ぎず。病 相ひ殺すこと能はざるなりと。病者 其の苦に堪へず、必ず之を除かんと欲す。佗 遂に療を下(くだ)す。時に應じて愈(い)ゆ。十年にして竟に死す。

『三国志』魏書には、

> ③-B　一の士大夫 快ならざる有り。佗言ふ。君の病甚だし。當に腹を破りて取るべし。然れども君の壽も亦た十年を過ぎず。病は君を殺す能はず。病を忍ぶこと十歳、壽 倶に當に盡くべし。故らに自ら剖裂(ことさ)(みづか)(こわつ)するに足らずと。士大夫 痛癢(つうやう)に耐へず、必ず之を除かんと欲す。佗 遂に手を下(くだ)す。患ふ所 尋で差(わづら)(つい)(い)ゆるも、十年にして竟に死す。

　治療を求めて患者が来訪した。華佗の判断では、病根が深いので開腹手術をすべきであるが、寿命はあと十年に満たない。それにこの病が原因で命を落とすことはない。だから無理して手術を受けなくともよい。寿命いっぱい辛抱するという道もある。華佗のそのような説明を聞いて、患者はやはり苦痛を除きたい。華佗も患者のたっての願いを容れて手術に踏み切る。その結果、症状は治まったが、華佗の読みの通りに十年して患者は死去する。

　華佗が〈病〉をストーリーとして読み取っていたということでは再発症予告の話と同種と言えるが、ここでは余命をはっきり患者に告げている。あと何年生きられるかを患者に告げることが果たして患者にとって良いことか否かは、場合によりけりであろう

華佗の〈治療世界〉

が、治療の道筋を患者自身が決定する自由を華佗は重視している。手術をしてもしなくても余命に無関係であるから、このまま症状に耐えて生きていくか、それとも手術によって症状を消去するか、華佗はその選択の自由を患者に与えているのである。現代のインフォームド・コンセント（informed consent）に通じる考え方を、この時代に持っていることは一つの驚きである。こうして記録に残るということが、当時はこういうことがきわめて稀であった証左である。華佗は患者が望むままに手術をするが、華佗の明言した通りに患者は十年後に死ぬ。

　前節で扱った再発症予告説話もこの残余命明言説話も、基本的には華佗が〈病〉を患者の心身に展開するストーリーとして捉えていたことを示している。患者の心身を舞台に展開する〈病〉の文脈の起伏を読み取ろうとするところに華佗の〈治療世界〉の一つの特徴がある。おそらく多くの治療師は、治療時点、及びその前後しか視野に入れていなかったであろう。しかし、華佗は異なっていた。ひと流れのストーリーが患者の誕生に始まって、患者の死去に終わる。華佗はその脈絡を読み取って患者の〈病〉に関与しようとした。華佗は、「病変文脈総体」を包含する患者の生涯という「全体」、言葉を換えれば「生涯病遷総体」とでもいうべきものを読解しようとしていたのである。

第3節　五禽戯体操説話：〈病〉の外側を配慮する

　華佗は「五禽戯(ごきんぎ)」という名称の体操を開発したことでも有名である。それは華佗の弟子の呉普について書かれた箇所に記述されている。

『後漢書』方術伝に、

④-A 佗 普に語りて曰く、人體は勞動することを得んと欲す。但だ當に極れしむべからざるのみ。動搖すれば、則ち穀氣は銷するを得、血脈は流通し、病は生ずる能はず。譬ふれば、猶ほ戸の樞の終に朽ちざるがごときなり。是を以て古の仙者は導引の事を爲す。熊經鴟顧し、腰體を引挽し、諸々の關節を動かし、以て老い難きを求む。吾に一術有り。五禽の戯と名づく。一に曰く虎、二に曰く鹿、三に曰く熊、四に曰く猨、五に曰く鳥なり。亦た以て疾を除き、兼ねて並びに蹏足を利し、以て導引に當つ。體に快ならざる有れば、起ちて一禽の戯を作す。怡ぎて汗出づ。因りて以て粉を著く。身體輕く、便ち食を欲すと。普 之を施行し、年九十餘、耳目聰明、齒牙完堅なり。

『三国志』魏書には、

④-B 佗 普に語りて曰く、人體は勞動することを得んと欲す。但だ當に極れしむべからざるのみ。動搖すれば、則ち穀氣は消するを得、血脈は流通し、病は生ずるを得ず。譬ふれば、猶ほ戸の樞の朽ちざるがごとき、是なり。是を以て古の仙者は導引の事を爲す。熊頸鴟顧し、腰體を引輓し、諸々の關節を動かし、以て老い難きを求む。吾に一術有り。五禽の戯と名づく。一に曰く虎、二に曰く鹿、三に曰く熊、四に曰く猨、五に曰く鳥なり。亦た以て疾を除き、並びに蹄足を利し、以て導引に當つ。體中に快ならざる起こるも、一禽の戯

華佗の〈治療世界〉 153

を作せば、沾濡(せんじゅ)の汗出づ。因りて粉を上著す。身體輕く、便ち腹中 食を欲すと。普 之を施行し、年九十餘、耳目聰明、齒牙完堅なり。

　華佗は呉普に説いている。人の身体は疲れない程度に運動するのがよい。運動によって消化は促進され、血脈は流通し、病気は起こらなくなる。それはまるで扉の回転軸が絶えず回転することでいつまでも腐らないようなものである。昔の仙人は、枝にぶら下がる熊、首を回すフクロウを真似て導引という体操術を行なって老化を防いだ。こう説明する華佗は彼独自の体操術を創り出した。虎・鹿・熊・猿・鳥の五種類の動物の形態を模写したものであった。五種類に絞った理由を華佗自身が述べてはいないが、五行思想が反映していると思われる。身体に不調が生じたら、この体操をする。Aでは身体が柔らかくなって汗をかくとあり、Bではびっしょり汗をかくとなっている。そして粉を付ける。その成分も名称も不明である。しかし、身体が軽くなり、食欲が増す、そのように教えている。

　この当時の治療師のほとんどが、目前の患者の病状の鎮静・解消を目的とした診察・治療を行なっていたであろうが、それに比べて、華佗の視野は広い。〈病〉に進展する前段階の疲労や不調といった不健康状態にも対処方法を講じていた。〈病〉の範疇に入った患者のみを対象にしていたのではなく、華佗は〈病〉の領域周縁に存在する患者予備軍も視野に入れていたのである。敢えて言えば「疾病内外総体」、それも彼の求めてやまない「全体」であった。

華佗の〈治療世界〉における「全体」を正史のなかのいくつかの説話に見た。これら以外に、正史に直接書かれてはいないが、彼が貧富・貴賤に関わりなく病める人すべてを救おうとしたことも彼の「全体」の特性の一つである。華佗の〈治療世界〉は当時とすれば出色の大きな「全体」を見据えるものであった。換言すれば「〈全(すべて)〉のパースペクティブ」、それが彼の〈治療世界〉のエッセンスであったのである。

第2章　「部分」の有効性を活かす：〈要(かなめ)〉のエフェクト

　広い視野をもって「全体」を志向する治療師は名医と言えよう。しかし、華佗は「全体」を見据えたうえで、「部分」の有効性に着眼する。「全体」を左右する「部分」を見出してそれを活用する。彼の真骨頂はここにある。そのさまを史料に見てみたい。

第1節　頭風眩即治説話：小さなもの・少ないもので大きな効果をめざす

『後漢書』方術伝に、
　⑤-A　方薬に精しく齊は数種に過ぎず。心に分銖を識り、稱量を假(か)らず、鍼灸は數處に過ぎず。

『三国志』魏書には、
　⑤-B　方薬に精しく、其の疾を療し湯を合はすは、數種に過ぎず。心に分劑を解し、復た稱量せず。煑熟すれば便ち飲ましむ。其の節度を語り、舍て去る。輒(すなわ)ち愈ゆ。若しくは灸するに當りて一兩處に過ぎず。處毎に七八

華佗の〈治療世界〉

壮なり。病亦た應じて除かる。若しくは鍼するに當り
ても亦た一兩處に過ぎず。鍼を下して言ふ。當に某處
を引くべし。若し至らば人に語れと。病者已に到るを
言ふに、應じて便ち鍼を抜く。病亦た行々差ゆ。

多数の薬材を混ぜ合わせて湯薬を作っていた当時にあって、華佗は少数の薬材だけで作った。しかも通常は秤で分量を量るところを、彼は目分量であった。道具に頼らない。後漢末から三国時代初期にかけては戦乱が相次ぎ、薬材も道具も揃えられないという事情もあろうが、彼は可能な限り簡約しようとした。Bには施薬後、要領を説明すると立ち去ったとある。簡素は鍼や灸でも同様である。当時の施療は患者に多くの刺激を与える傾向があったが、華佗はAでは鍼灸は数個所に施したとある。Bでは灸は一〜二箇所、各所に七〜八回施し、鍼も一〜二箇所に据えるのみで、患者の側に手応えがあれば即座に鍼を抜いたと書かれている。きわめて簡潔である。

こうした様子を象徴的に描写したものとして、『华佗与曹操：三国志外伝』（黄祖模导演、上海电影制片厂、1983年）という映画がある。その冒頭のシーンであるが、政敵・袁紹との戦いのさなか、曹操は猛烈な頭痛に倒れ病床に就いている。参謀の荀彧が親友の華佗を連れて来る。華佗がひと鍼を打つと、さしもの激しい痛みもまるで拭ったように消える。誇張もあろうが、華佗が少ない刺激で大きな効果を出そうとする治療師であったことが生き生きと描かれている。

『後漢書』方術伝 に、
　⑥-A　曹操聞きて佗を召し常に左右に在り。操 積しく頭風

眩に苦しむ。佗 鍼するに手に隨ひて差ゆ。

『三国志』魏書には、

　⑥-B　太祖聞きて佗を召す。佗 常に左右に在り。太祖 頭風に苦しみ、發する毎に心亂れ目眩む。佗 鬲に鍼す。手に隨ひて差ゆ。

と記されている。慢性の頭痛である「頭風（眩）」をBでは詳細に治療部位として「鬲」に施鍼したとなっている。いずれにせよ、華佗の治療の特色はかなり集約したものであり、それは医学の本質を知っていればこそできることであると思われる。「全体」を把握しているからこそ、どの「部分」が「全体」を左右するかがわかる。そして「部分」が「全体」に与える効果を最大限に活用する技術を磨く。それが華佗であったのである。

第2節　寄生虫吐出説話：悪い「部分」を吐き出させる

　身体という「全体」の内部にあって悪さをする「部分」に対して、華佗はこれを外部に排除しようとする。

『後漢書』方術伝に、

　⑦-A　佗 嘗て道を行き咽塞を病む者有るを見る。因りて之に語りて曰く、向來、道の隅に餅を賣る人有り。蓱虀甚だ酸なり。三升を取りて之を飲むべし。病 自ら當に去るべしと。即ち佗の言のごとくするに、立ろに一蛇を吐く。乃ち車に懸けて佗を候ぬ。時に佗の小兒 門中に戲る。逆へ見て自ら相ひ謂ひて曰く、客の車の 邊 に物有り。必ず是れ我が翁に逢ふなりと。客 進むに及び顧みて壁の北を視るに、蛇を懸くること十

『三国志』魏書には、

⑦-B　佗　道を行き、一人の咽塞を病む者を見る。食を嗜むも下すを得ず。家人　車載し往きて醫に就かんと欲す。佗　其の呻吟するを聞き、車を駐め往きて視て、之に語りて曰く、向來、道邊に餅を賣る家有り。蒜齏大いに酢たり。從りて三升を取り之を飲めば、病自ら當に去るべしと。即ち佗の言のごとくするに、立ろに虵一枚を吐く。車邊に縣け佗に造らんと欲す。佗　尚ほ未だ還らず。小兒　門前に戯る。逆へ見て自ら相ひ謂ひて曰く、我が公に逢ふに似る。車邊の病是れなりと。疾者前み入りて坐し、佗の北壁を見るに、此の虵の輩を縣くること約ね十を以て數ふ。

　華佗が道端でのどが詰まって苦しむ人を見かける。そして餅（おやきの類）売りからＡでは「萍齏」（うきくさのなます）、Ｂでは「蒜齏」（にんにくのあえもの）を買って飲むとよいと勧める。病人はそのひどい酸っぱさにたちまちに「虵」を一匹吐き出す。そして吐き出した「虵」を携えて華佗の家を訪ねると、何十匹も壁に懸けてあった。華佗はおそらく分類したりして研究をしていたのであろう。ここに「虵」とあるのは寄生虫の一種と思われる。彼が寄生虫を退治した記録ということでは、①-Ａ、①-Ｂも同様である。「蟲」とあるのもやはり寄生虫であろう。

　寄生虫を排出するのに①でも⑦でも華佗は吐剤を用いている。体内の悪い「部分」を吐き出させれば症状は改善される。この発想の延長上に手術による病根の摘出がある。

第3節　麻沸散創製説話：悪い「部分」を摘出する

　華佗が全身麻酔薬を創製して患者に投与し、切開手術を行なったということは伝説の彼方のことである。その麻酔薬の名を「麻沸散」と言う。しかし、その処方構成や使用方法などの記録が残っていない。それにもまして華佗は後漢末から三国時代初期の人である。紀元二世紀から三世紀にかけての昔である。一方、西欧近代医学では麻酔法の完成は十九世紀まで待たねばならない。そのため華佗の「麻沸散」は史実ではないと疑われている。しかし、正史には記録がある。

　まず『後漢書』方術伝 には、

　　⑧-A　若し疾 發して内に結び、鍼藥の及ぶこと能はざる所のものは、乃ち先づ酒を以て麻沸散を服せしむ。既に醉ひて覺するところ無ければ、因りて腹背を剖破し、積聚を抽割す。若し腸胃に在れば、則ち斷截湔洗し、疾穢を除去す。既にして縫合し、傅るに神膏を以てす。四五日にして創愈え、一月の間に皆平復す。

　そして『三国志』魏書には、

　　⑧-B　若し病 内に結積して鍼藥の及ぶ能はざる所は、當に剖割を須ふべきものなり。便ち其の麻沸散を飲ましむ。須臾にして便ち醉死の如く知る所無し。因りて破りて病を取る。若し腸中に在れば、便ち腸を斷ち湔洗し、腹を縫ひ膏摩す。四五日差んど痛まず。人亦た自ら寤めず。一月の間に卽ち平復す。

とある。病根が体内深くて鍼や薬で治せない場合は「麻沸散」を飲ませて患者の知覚を無くさせ、切開手術して病根を取り除く。

華佗の〈治療世界〉

もし病根が腸にあれば、切って洗滌する。Aでは「疾穢」と表記されているその部分を摘出した後は縫合し、膏薬を塗る。この膏薬も華佗の創製に成るものであろう。そして一ヶ月で平復すると書いてある。

「麻沸散」による切開手術が事実か否かの議論は夙になされてきているが、[15] ここで注目したいのは、病根という「部分」が特定化されて、だからそれを除去すればよい、と考えていることである。およそ中国医学は〈気〉の医学であった。経絡を流通する〈気〉の過不足を調整することによって病状の解消を図る医学である。〈気〉を液体と看做そうとも気体と看做そうとも、要するにそのような流体病理説的な考え方とは違った固体病理説的な見方をしている。そしてその悪い固体＝「部分」を摘出する前段階として「麻沸散」を、後段階として膏薬を用意したのである。とは言っても、華佗は決して〈気〉の医学を捨てたのではない。〈気〉の流通バランスという「全体」を見据えるからこそ、その調整のために「部分」、つまり「全体」を左右する重要な「部分」を見出し、それを操作しようとした。⑤・⑥に見たように、小さな或いは少ない「部分」を活用することによって、また⑦・⑧に見たように悪い「部分」を排除することによって〈病〉の解決を企図したのである。言葉を換えれば、「全体」と「部分」の構図に「補」「瀉」の概念を援用したのである。そして「全体」を動かす〈要(かなめ)〉である「部分」を活用しようとした。ここに華佗の〈治療世界〉のもう一つのエッセンス、「〈要〉のエフェクト」があるのである。[16]

おわりに

　人は人を癒すために、また、おのれを癒すために数多の試みをしてきた。歴史を振り返ればそこには多彩な〈治療世界〉が並んでいる。本稿は後漢末から三国時代初期の中国に生きた治療師・華佗のその特異的な〈治療世界〉を考察した。

　華佗は独自の〈治療世界〉を構築していた。まずもって「全体」を展望しようとする「〈全〉のパースペクティブ」がその特質であった。そして、その視座からは「全体」を効果的に左右する重要な「部分」が見える。彼はそれを活用しようとした。これが「〈要〉のエフェクト」であった。華佗の〈治療世界〉はこの二つをエッセンスとしていたのである。それはまた彼の〈治療世界〉の魅力であり、また、その〈癒（いやし）〉の根源であった。[17]

注

1) 華佗と曹操の関わりを扱ったものとしてすでに、中田伸一、「曹操と華佗」、『小山工業高等専門学校紀要』、32、2000年3月がある。本稿はこの論考から多くの示唆を得た。
2) 『三国志』魏書・武帝紀・巻1に引く孫盛『異同雑語』に、太祖・曹操自身が人物評論家の許劭（きょしょう）にこの自分をどう評価するかと尋ねた話が記載されている。「（太祖）嘗て許子將に問ふ。我はいかなる人かと。…（中略）…子將曰く、子は治世の能臣、亂世の姦雄なりと。」このことから後世、曹操の評として言われるようになった。
3) 藤堂明保編、『漢和大字典』、学習研究社、などによる。

4）中国医学の発生事情については、加納喜光、『中国医学の誕生』、東京大学出版会、1987年5月、また、山田慶児、『中国医学はいかにつくられたか』、岩波新書、1999年1月、及び、同、『中国医学の起源』、岩波書店、1999年7月などがまとまっていて読みやすい。

5）地域としての徐州は、前漢の武帝が全国を十三州に分けた際に置かれた州で、現在の江蘇省の長江以北から山東省南東部にかけての広い領域であった。また、都市としての徐州は現在の江蘇省徐州市にあたる。

6）西晋・華嶠（かきょう）『後漢書』、西晋・司馬彪『続漢書』、東晋・謝沈『後漢書』、東晋・袁崧（えんすう）『後漢書』、東晋・張璠（ちょうはん）『後漢紀』、東晋・袁宏『後漢紀』などがあるが、そのほとんどは現存していない。

7）清・王先謙の『後漢書集解』巻82下 による。『二十五史』芸文印書館のものに各種版本によって校勘を加え、表記の差異を調整して用いる。

8）『三国志』台湾中華書局のものを主として使い、各種版本により校勘を加える。

9）「膈」に通じる。『大漢和辞典』、大修館書店には、心と脾の間、横膈膜とある。

10）中国で製作された『曹操与华佗：三国志外伝』（黄祖模导演、上海电影制片厂、1983年）という映画がある。政敵・袁紹との戦いのさなか、猛烈な頭痛に倒れ病床に就く曹操。参謀の荀彧（じゅんいく）が親友の華佗を連れて来る。激しい痛みも華佗のひと鍼によって拭ったように消え、曹操は華佗を気に入り軍医にする。一方の華佗は一政治家の侍医になるために医術の腕を磨いたわけではない。城砦の外に首を長くして待つ患者たちを診ようと外出するにも足止めをくらって自由に医療活動ができない。曹操は華北のみならず中国

の統一支配を目指す。自分の命令に逆らう者の存在は許せない。こうして曹操と華佗の心情の齟齬、対立が膨らんでゆく。華佗は妻の病気を理由に許可をもらい帰郷するが、大衆への施療と麻酔薬の開発に没頭する。苦心の末、麻酔薬＝「麻沸散」は完成するが、曹操のもとへ強制的に連れ戻される。曹操にも心理の葛藤があるが、決して謝罪しようとしない華佗の態度に斬首を執行する。これが大筋である。映画の中、華佗は薬草を採りに出かけた山で、幼い息子・沸児（華沸）が毒の実を口にして落命してしまう。そのため「麻沸散」の命名はこの愛児の名に因む。また、曹操にも眼の中に入れても痛くないほど可愛がっていた幼い息子・沖児（曹沖）がいた。しかし、沖児が発病する。そして華佗の治療が必要になるが、その時はすでに華佗の処刑を命じたあとであった。処刑の撤回を指示するが、もはや間に合わない。「私が息子を殺してしまった」と絶叫する曹操の悲壮な姿が闇のなかに消えて映画は終わる。華佗と曹操の関係をめぐる一つの解釈として興味深い作品である。

11) 前掲 7) に同じ。
12) 前掲 8) に同じ。
13) 『金匱要略』には、多いものでは十種以上の薬材を調合することが書かれている。
14) 時代は下るが、六朝から盛唐にかけての医療事情を知る上で重要な文献である『外台秘要』には、灸の回数として「百壮（同じ箇所に百回据える）」、「随年壮（年齢と同じ回数据える）」という表現が多く見られる。
15) 加納喜光、「華佗の医術」（同、『中国医学の誕生』、東京大学出版会、1987 年 5 月所収）、などが詳しい。本稿ではその真偽を議論す

るのではなく、それよりもこうした説話が後世の我々に投げかける意味について考えたい。〈治療世界〉は究極のところ人々のイメージのなかにあるがゆえである。

16) 論者は、全体を左右する「部分」である〈要〉に"acute particle"という英訳をあてたいのだが、華佗にとってはそれこそが"acupoint"（経穴）であったと観るからである。

17) 極論すれば、華佗が悪い「部分」を摘出・排除しようとしたことが、曹操との対立を生んでゆき、やがては曹操によって処刑されるに至った原因であるとも言える。曹操からの圧迫に多少とも妥協して面従腹背の態度をとることすらしなかった。流れに身を任せる発想を持たなかった。こうして見れば彼はみずからの構築した〈治療世界〉によって終焉を迎えたことになる。曹操との関係については、本書、「華佗の〈治療世界〉：Ⅰ　曹操とのコントラスト」を参照されたい。

エピローグ

〈癒〉へのインサイド・アウト

○黄帝派と扁鵲派

　本書は黄帝、扁鵲、淳于意、華佗を扱った論文を集めた論文集である。黄帝自身は治療家ではないが、扁鵲と淳于意と華佗は治療家である。就中、扁鵲は実在性に問題があるが、仮にその存在が架空であってもよい。実際には存在しなかったと判明しても、伝説や説話のなかにその〈治療世界〉は確固と存在するのである。そして人物の存在するしないに拘わらず、彼らの〈治療世界〉は時空を超えて人々のさまざまな〈病〉を癒す力を持ち続けている。

　世間一般には、中国医学史において、古代の混沌のなかに『黄帝内経』が編まれ、約二千年のあいだに理論整備と技術開発の努力が積まれ、やがて西欧近代文化の影響下に現代の中医学に至ったと考えられている。黄帝派は確かに主流となっていった。けれども、扁鵲派という別の流れが存在していたのである。ただし、黄帝派と扁鵲派のそれぞれの流伝系路があって、それぞれの上にその後の治療家たちが位置づけられるというわけではない。二つの流れは個々の治療家のそれぞれの〈治療世界〉のなかに溶け込んで渾然一如と存在してきたのである。二つの要素は構成比率を変え、解釈に変更もあり、新しい要素も加わって流れてきたのである。しかし、ひとまずは扁鵲の要素と黄帝の要素を意識的に区別して考察してみることが必要である。そうしてこそ双方の特徴も明確に理解でき、それらの効果的な活用の道も開けてくる。

○〈治療世界系列〉というもの

　本書では、まず、黄帝の本当の姿を見極めようとした。太古の昔から黄帝は伝説の中に存在していると思われているが、きちんと整理してみると、黄帝が史料に登場するのは太古というほど古い時代ではなく、むしろ比較的新しいものであり、しかもその登場には作為が働いていたことがわかる。そして伝説から説話へと変化してゆくなかで、黄帝は「雄々しき帝」から「悩める帝」へと変貌するのである。医療古典として重用される『黄帝内経』もそうした流れのうちに編纂され、黄帝の〈治療世界〉は「〈天〉の医療」として整備されたのである。

　黄帝の真姿が見えてくると、それと対照的に扁鵲の姿が改めて明確に見えてくる。過去の彼方の伝説的名医と看做され、尊崇される扁鵲の〈治療世界〉のエッセンスとは何か。それは「〈癒〉のベクトル」つまり「全体から部分へ」という方向で〈病〉を捉えるものであった。扁鵲の〈治療世界〉とは「〈全〉の医療」であったのである。その視角から見直せば、『黄帝内経』を中心とする黄帝派の医療は「部分から全体へ」という方向で〈病〉を捉えるものであった。そして〈病〉を解決するには、そのどちらもが必要なのである。ところが、扁鵲の〈治療世界〉は歴史の表面から消えてゆく運命を辿ったのである。

　後の時代の淳于意は、この両方を自分なりにブレンドし、独自の〈治療世界〉を構築した。彼にとって「全体」を見据えた上で「部分」の〈気〉の流れを調整することが医療であり、同時に「部分」の精査を活かして「全体」を癒そうとした。そして、身体のなかの〈気〉の流れを調整しようとしたのである。それと同時に、

黄帝派の「〈天〉の医療」と扁鵲派の「〈全〉の医療」という二つの流れを調整し合流させた。この二重の意味で彼の〈治療世界〉のエッセンスは「〈流〉のアジャストメント」と言うにふさわしい。

さらに後ろに続く華佗は「全体」を理解したうえで、要所である「部分」に施療をした。「〈全〉のパースペクティブ」と「〈要〉のエフェクト」が彼の〈治療世界〉のエッセンスであった。しかし、悲しいことに、彼の〈治療世界〉は政治家・曹操の〈政治世界〉に押し潰されてしまった。〈治療世界〉は単独では存在できない。他のものと接触しながら存在しているのである。

黄帝の、扁鵲の、淳于意の、華佗の〈治療世界〉は、それぞれの時代環境のなかで独自のものとして構築された。そしてこのような〈治療世界〉を時空のなかに並べると、そこに見えてくるのは巨大な流れ、〈治療世界系列〉というものの存在である。これこそが、「中国文化体」とも言うべきその体内を貫く、一つの〈経絡〉であると言える。我々はこの〈経絡〉を覚知し、活用することによって有形無形の〈病〉に対処する力をこの〈経絡〉から吸収することができるのである。

○基本課題への解答

なぜ古典を読むのか、どのように古典を読むのか。我々にはそうした基本課題があった。これまでその解決に向けて真摯なさまざまの努力がなされてきた。昔の技法を発掘する作業もなされてきた。古い思考を再考する営為もなされてきた。そして多くの成果が出ている。そうした努力は今後もなお継続されなければなら

ないであろう。

　本書はそれらとは違う角度から基本課題への解答を摸索しようと企図したものであった。「〈治療世界〉のなかの古典」から「**古典のなかの〈治療世界〉**」へと考え方をインサイド・アウト（inside-out）すると、これまでとは別の視野が拓ける。個々の〈治療世界〉を時代背景とともに考察し、そのために医療古典のみならず、一般古典も大いに活用する。思うに、こうした方法のあることを教えてくれるのがまさに扁鵲の〈治療世界〉ではないだろうか。「全体から部分へ」という「〈癒〉のベクトル」は、医療古典も一般古典も含めた古典の「全体」のなかで個々の〈治療世界〉を読み取る方法がありうることを示唆している。古来、人々は扁鵲の話を聞いたり、読んだりするごとに、その〈治療世界〉の魅力に惹かれた。その魅力をつきつめて、エッセンスを抽出すればそれはどんなものだろう。そう思った人も多くいたであろう。〈治療世界〉のエッセンスを結晶化したもの、それは現代に生きる我々にとって貴重で得難いサプリメントにも似た宝である。そして扁鵲の〈治療世界〉から抽出したエッセンスが、「全体から部分へ」と「部分から全体へ」の二つの方向性の相互補完の意義を示唆してくれている。そして、「なぜ古典を読むのか、どのように古典を読むのか」という基本課題を解くヒントを与えてくれる。扁鵲の〈治療世界〉は、時空を超えて現代の我々を癒す。

　本書は黄帝、扁鵲、淳于意、華佗の〈治療世界〉のエッセンスを抽出しようとしたいくつかの論文をまとめたものである。〈治療世界〉は〈治療世界系列〉という一種の〈経絡〉の上に並んでいる。この〈経絡〉を正しく読み解くこと、それが古典を読むと

いうことにほかならない。「なぜ古典を読むのか、どのように古典を読むのか」という積年の問いかけに、我々はささやかながらも一つの解答を見つけたのではないだろうか。

○〈癒〉へのインサイド・アウト

　青年の頃、私自身が悩み苦しみのなかにあった。下から上へと積み上げ、登ってゆく激しい競争のなかに脱力してしまった私は、偶然にも東洋医学（中国医学）に出会った。そして長い歳月がかかったが、異文化との接触は自文化との接触に他ならないことを知った。〈病〉の治療は見かけ上は治療師が他者を対象にして行なう行為であるが、その本質は自己の治癒であることを知った。私は郷里の指圧治療院ではかり知れない多くのことを学んだ。正直を言えば、治療院の先生に「弟子にしてください。ずっと先生のもとで学びたいのです」とお願いしたが、先生は許してくださらなかった。大学に戻れるようにするために両親から預かったのだから、ここでもらい受けることはできない、という理由であった。しかし先生は私にこうも言われた。「指圧師にならなくても、研究者としてみんなを癒すことはできる。」それで私は指圧師にならずに、一人の研究者になった。

　「部分から全体へ」という方向も確かに大切である。着実にステップを踏んで高みに登ってゆくことができる。しかし、それのみでは近代社会のストレスに押し潰される危険がある。「全体から部分へ」という方向がこの危険を避けるために必要である。この二つを補完的に活用することによって真に〈病〉に対処してゆくことが可能となる。異文化を異文化として接触するのみでは

〈病〉は癒せない。自文化を変えようとしてこそ〈病〉は癒される。これが私自身の辿り着いた結論である。

　本書の刊行に、指導教官・竹田晃先生は愚かな息子の私に慈愛溢れる父親のようなお心で祝辞を寄せてくださいました。また、私のごとき異端児を東洋医学の世界に快く迎え入れてくださった経絡治療学会会長・岡田明三先生は、あたかも華佗のひと鍼、要を衝いた簡潔な序文を書いてくださいました。それから、三十年ぶりにおめにかかった平野健一郎先生は、私のことをおぼえていてくださったばかりか、昔のままのスーパーコンピューターさながらの頭脳で瞬時に私のすべてを理解なさり、その後一ケ月半のご熟考ののち、お心こもる長文の序文を送ってくださいました。そして白帝社・十時真紀氏は文章全体を氏が愛してやまない二胡の調べのように細かく整えてくださいました。それから、ここには書き連ねることができませんが、これまでの私の暗中摸索を寛いお心で温かく見守り、いつも援助の手を差し伸べ、ずっと見放さずに支え続けてくださった多くのかたがたに、改めて心より感謝いたします。

初出一覧

黄帝の〈治療世界〉
　Ⅰ　雄々しき帝・黄帝
　　　『尚美学園大学芸術情報研究』、25、2016 年 3 月
　Ⅱ　悩める帝・黄帝
　　　『尚美学園大学芸術情報研究』、25、2016 年 3 月
扁鵲の〈治療世界〉
　Ⅰ　虢太子蘇生説話
　　　『尚美学園大学総合政策研究紀要』、24、2014 年 3 月
　Ⅱ　斉桓侯望診説話
　　　（本書のための書き下ろし）
淳于意の〈治療世界〉
　Ⅰ　漢文帝下問説話
　　　『尚美学園大学総合政策研究紀要』、26、2015 年 9 月
　Ⅱ　〈流〉のアジャストメント
　　　『尚美学園大学総合政策学部論集』、21、2015 年 12 月
華佗の〈治療世界〉
　Ⅰ　曹操とのコントラスト
　　　『尚美学園大学総合政策研究紀要』、25、2014 年 10 月
　Ⅱ　〈全〉と〈要〉
　　　『尚美学園大学総合政策学部論集』、19、2014 年 12 月

著者略歴

角屋明彦（かどやあきひこ）

三重県出身
東京大学教養学部から大学院総合文化研究科に進み、博士課程修了。
北京中医学院留学。
中国医学史・医療文化論・文化接触論を研究し、専門学校・大学などで教鞭を執る。
著書に『中国語テキスト 漢語街』（共著、白帝社）、執筆協力に『五十音引き漢和辞典』（講談社）など。

古典のなかの〈治療世界〉： 〈癒〉へのインサイド・アウト

2016年8月10日　初版発行
2022年11月1日　4刷発行

著　者　角屋明彦

発行者　佐藤和幸

発行所　白帝社

〒171-0014　東京都豊島区池袋2-65-1
TEL：03-3986-3271　FAX：03-3986-3272
https://www.hakuteisha.co.jp/
E-mail：info@hakuteisha.co.jp

組版：モリモト印刷㈱　　印刷・製本：大倉印刷㈱

printed in Japan〈検印省略〉6914　ISBN978-4-86398-242-0
★定価はカバーに表示してあります。